超音波マッサージで

近視・老眼はズバリなおせる!

田井小児科・眼科・心療内科院長
田井千津子・監修

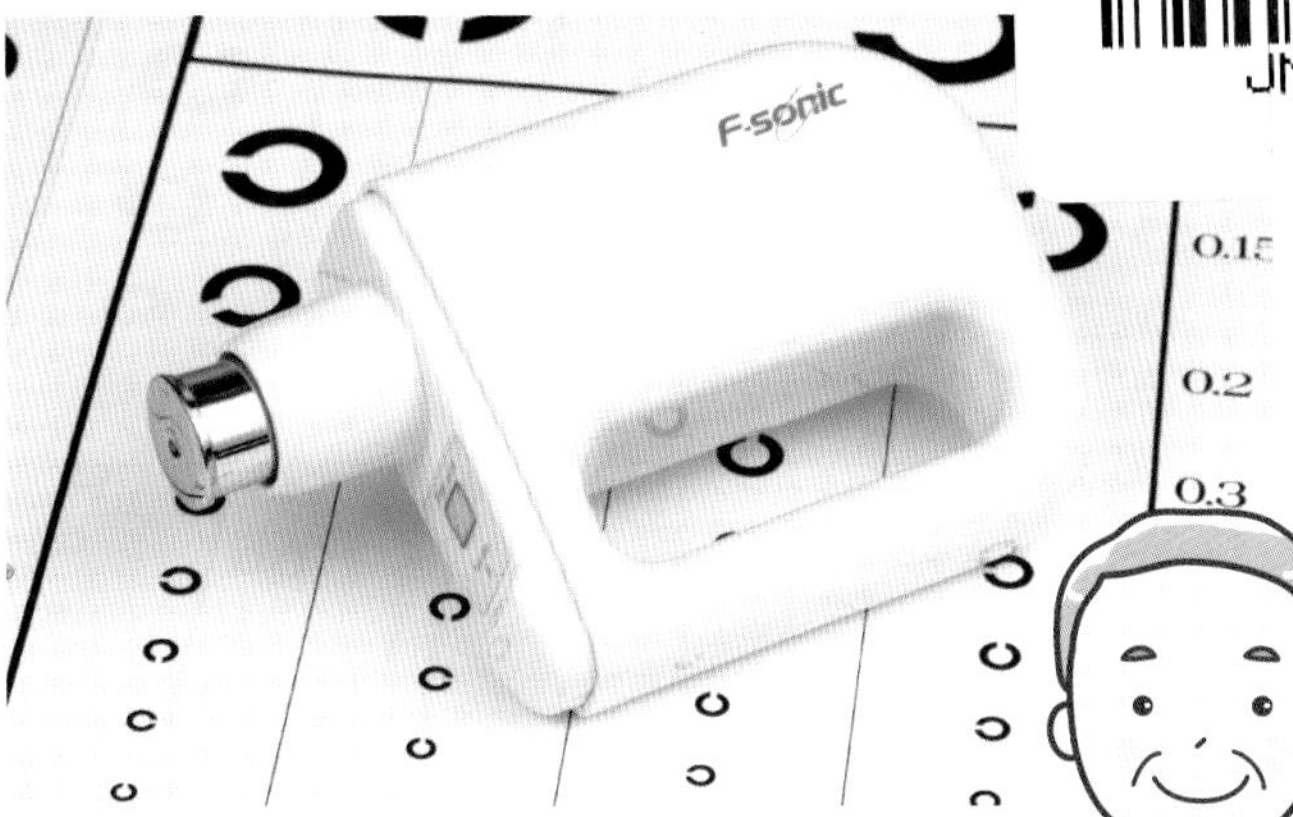

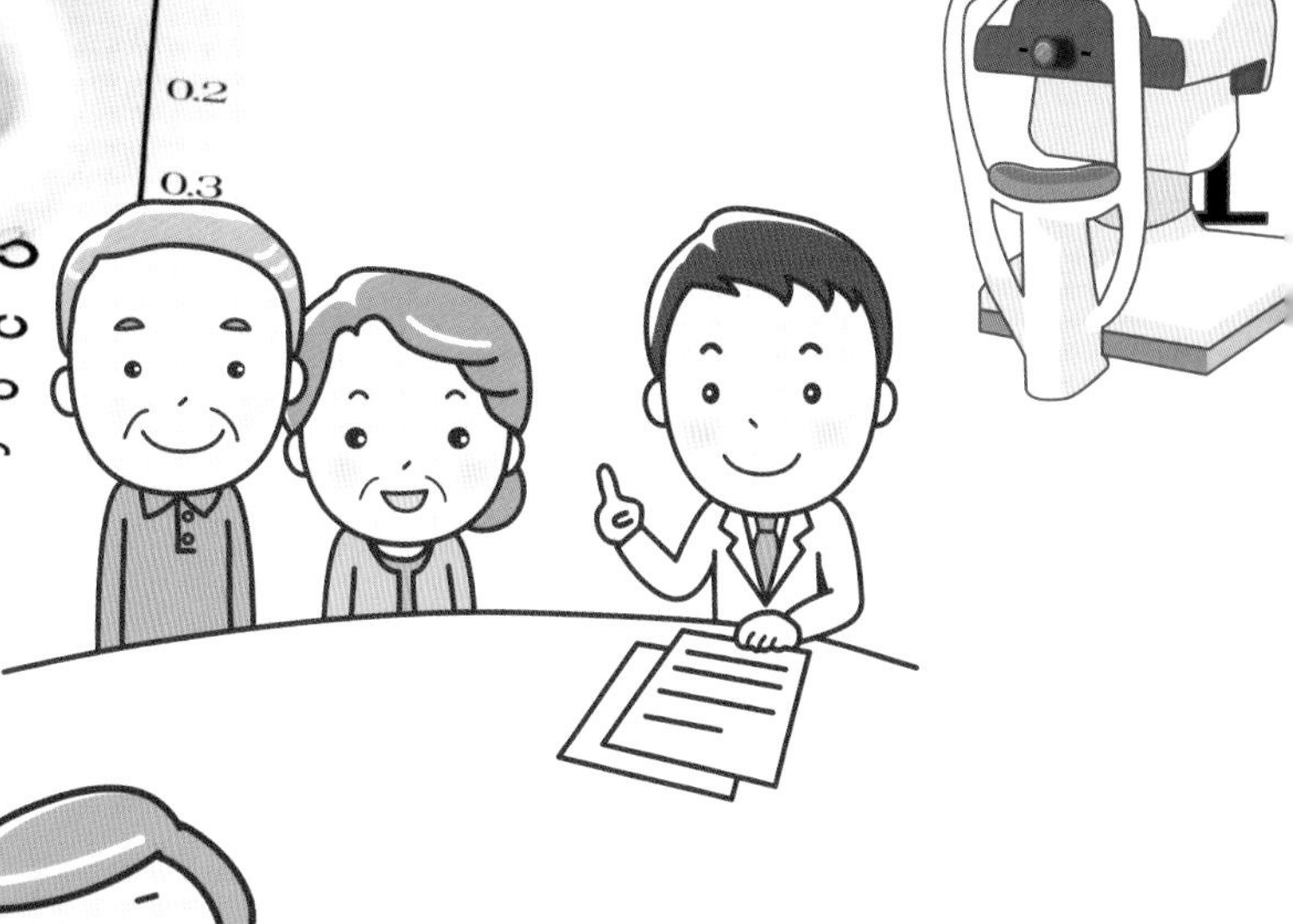

はじめに

あきらめてはいけません！視力は回復します

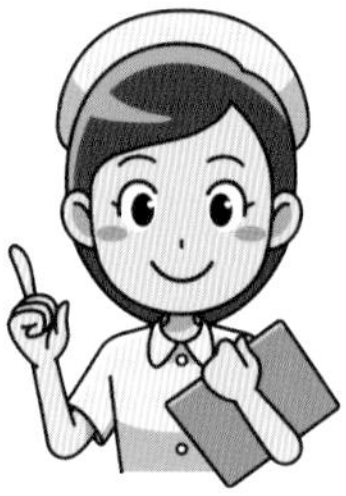

日本におけるメガネ、コンタクトの使用人口は延べ八九〇〇万人ともいわれています。

先般、オーストラリアの研究機関が二〇五〇年には世界の人口の約半数が近視になると予測し、ＷＨＯ（世界保健機関）ではスマホなどのゲームのやりすぎで日常生活に支障をきたす「ゲーム依存症」を疾患として新たに認定しました。

日本においては、毎年行われる学校保健統計調査を集計（Ｐ８参照）してから過去最悪の記録を更新中という不名誉な結果に至っています。

ＬＥＤの急激な普及により、ライフスタイル・視生活のリズムが大きく変化したのが、原因の一つと考えられています。一方、スマホ、パソコン、大画面テレビ等を直視する生活習慣が世界的に広がり、ブルーライト、ドライアイ、スマホ老眼、スマホネック（ストレートネック）、眼精疲労、肩こり、偏頭痛等新種の病状が次々と発生するという深刻な状況に陥っています。

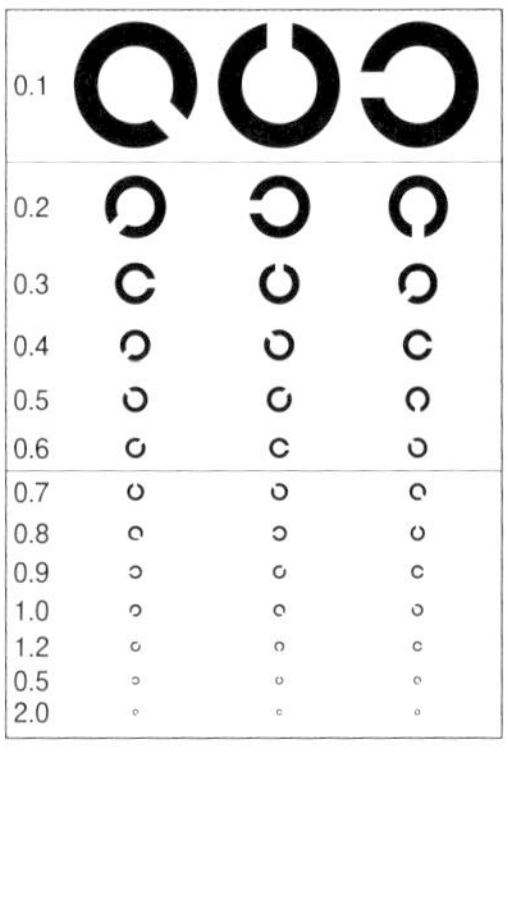

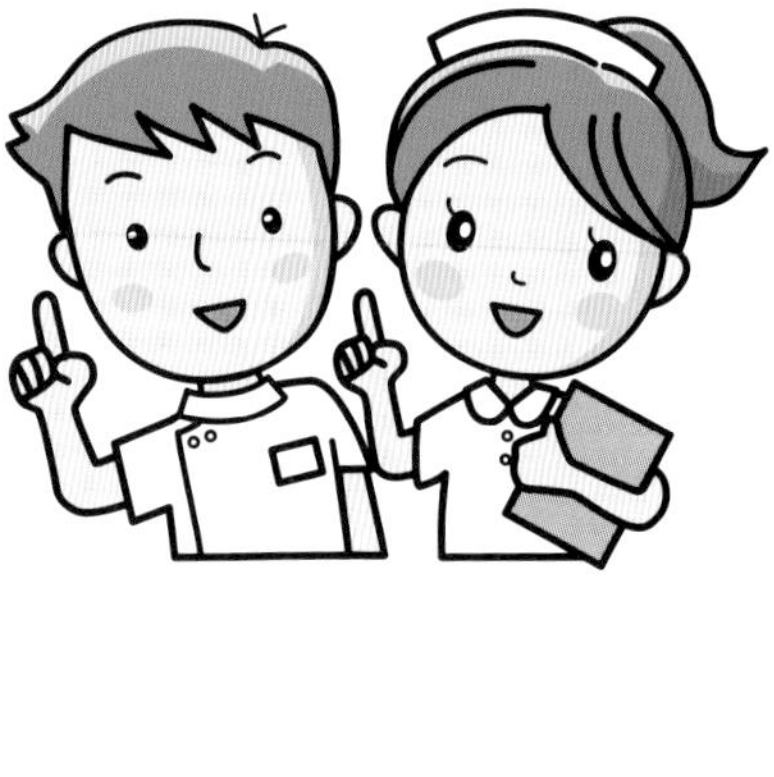

また、老眼は三〇代から始まり、八〇代のほぼ一〇〇％の人に発病する水晶体が濁ってしまう白内障は、年間一六〇万人の方が人工レンズ（眼内レンズ）を入れています。失明原因のトップにくる緑内障は二〇〇種類以上が発見されています。

世界の研究者たちは、近視の増加が社会問題として表面化した五〇年も前から薬物療法や訓練方法などの理学療法の研究を始めてきました。

なぜ、視力は最悪のデータを更新しているのでしょうか。それは、私たち日本人が視力低下についてあまりにも関心が薄く、また眼と脳の関係に関しても十分な知識がないからかもしれません。

眼の前の物体を見ているのは眼ではなく、実は脳との共同作業で映像として見ているのです。また、近視や遠視など眼そのものの病気があると、ときとして身体の異変を眼の不調が教えてくれることもあるのです。眼に関する知識を怠ると、最悪のケースは失明や死につながることもないとはいえません。

本書は、そうした眼に関する正しい知識を解説するとともに、どうしたら眼をもとの健康状態に戻すことができるかを紹介した一冊です。読者の皆様の視力回復の一助になればこの上ない喜びであります。

健康改善研究所

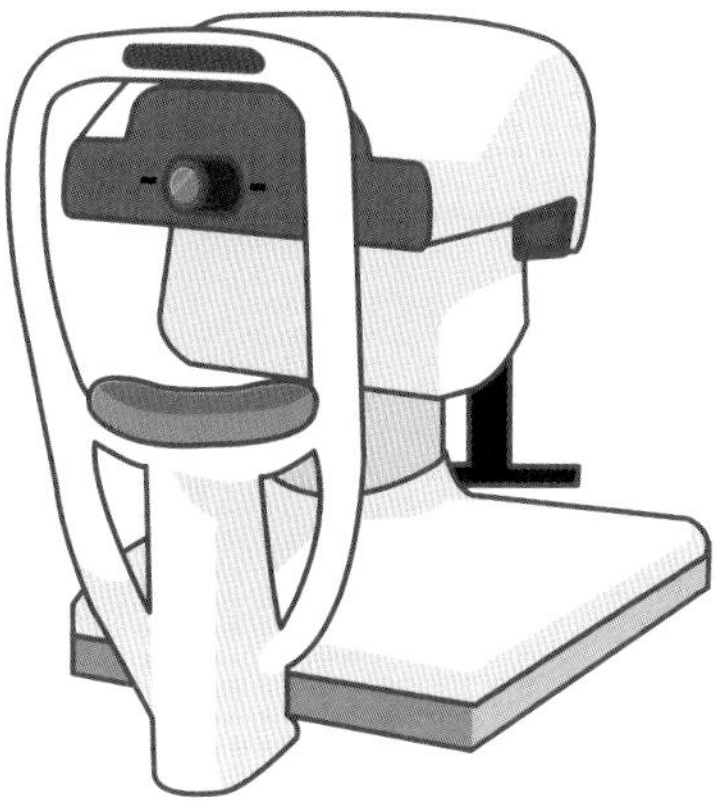

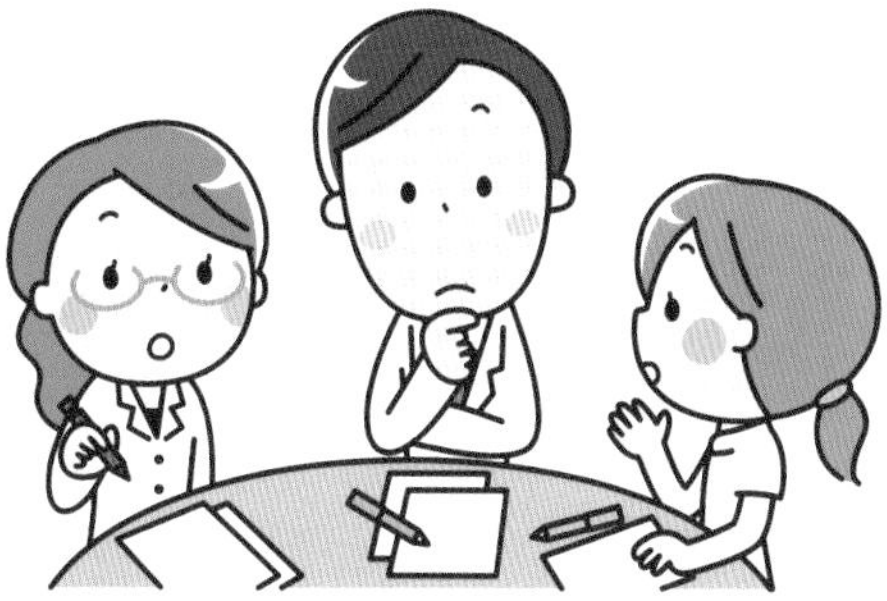

CONETNTS

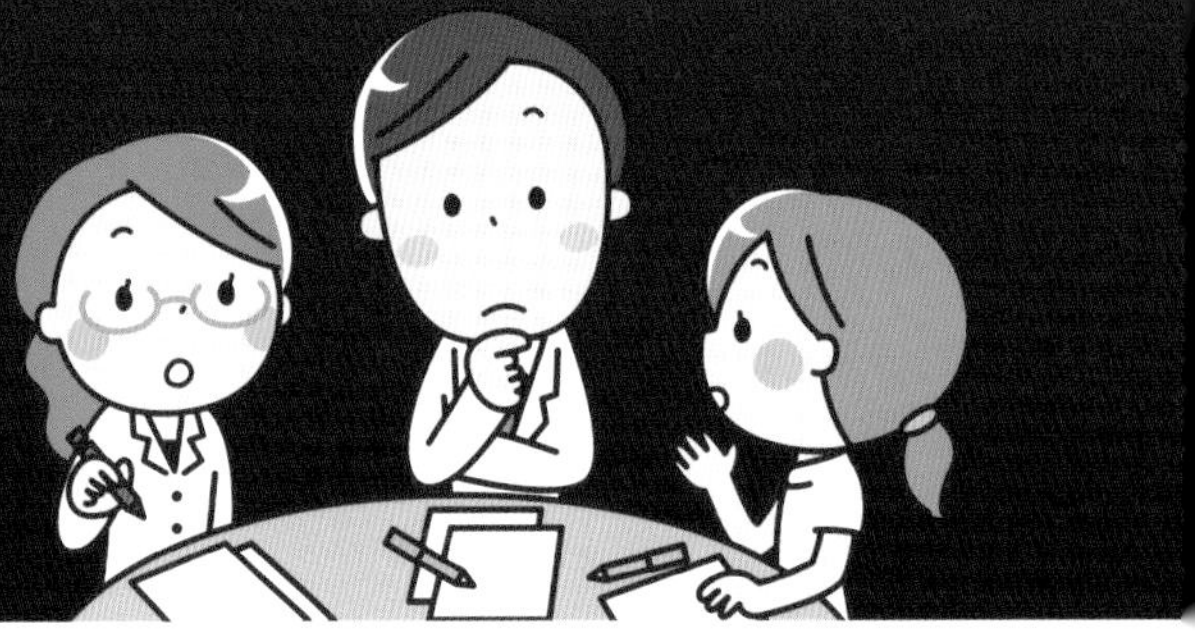

もくじ

はじめに　あきらめてはいけません！　視力は回復します……2
コラム①　知ってトクする眼の常識Q&A①……6

第1章　視力の低下は現代社会では深刻な問題だ

1 スマホやテレビゲームが視力急低下の主な要因です……8
2 視力回復には心と体の両面からのケアが大切です……10
3 遺伝による近視はわずか5％程度しか存在しません……12
4 スマホ依存症は集中力や記憶力を低下させるスマホ脳になる……14
5 30年後には世界の人口の半数が近視になるという調査結果……16
6 視力の低下は勉強嫌いになったり性格にも影響します……18
7 眼と脳との間には切っても切れない密接な関係があります……20
8 眼の構造がどうなっているのか知っておきましょう…その①……22
9 眼の構造がどうなっているのか知っておきましょう…その②……24
10 眼の構造がどうなっているのか知っておきましょう…その③……26
11 近視と遠視のしくみとメガネでの矯正のしくみ……28
コラム②　知ってトクする眼の常識Q&A②……30

第2章　視力が回復する視生活のすすめ

12 近視は簡単な発見法でわかります……32
13 乱視　遠視　老視は簡単な発見法でわかります……34
14 眼の病気にかかっているかどうかは簡単に見分けられます…その①……36
15 眼の病気にかかっているかどうかは簡単に見分けられます…その②……38
16 6つのSを改善することが視力回復への第一歩……40
17 一日5分で効果が出る簡単な視力回復法…その①……42
18 一日5分で効果が出る簡単な視力回復法…その②……44

超音波マッサージで
近視・老眼はズバリなおせる!

19　一日5分で効果が出る簡単な視力回復法…その③……46
コラム③　知ってトクする眼の常識Q＆A③……48

第3章　実例が証明する　驚異の超音波マッサージ

20　エコー検査など医学の世界で浸透する超音波の活用……50
21　超音波療法が奇跡的に視力を回復する近道です……52
22　超音波治療は副作用のない安全な治療法です……54
23　近視に朗報！ フタワが独自に開発した驚異の視力回復法……56
24　臨床例が証明する！ フタワソニック使用後の効果……58
25　フタワソニックの効果をアップさせる上手な使い方……60
コラム④　知ってトクする眼の常識Q＆A④……62

第4章　超音波マッサージに期待する未来の治療

26　認知症対策は今や世界の最重要課題の一つです……64
27　超音波を活用した治療法は認知症対策として期待されています……66
28　未来の認知症対策にも期待されるフタワソニックの効能……68
29　最低限知っておきたい睡眠のメカニズムとサイクル……70
30　超音波と快適な睡眠との間には密接な関係があります……72
コラム⑤　知ってトクする眼の常識Q＆A⑤……74

エピローグ　フタワソニックの驚異の効能

31　「フタワソニック」を使用した人に驚くほどの効果が現われています！……76
おわりに　健康な眼に回復させることは可能です……78

企画・制作／株式会社東京出版企画
編集協力／オフィス・スリーハーツ
本文DTP／株式会社公栄社

知ってトクする眼の常識Q&A ①

眼にいい食生活って いったいどんなものか？

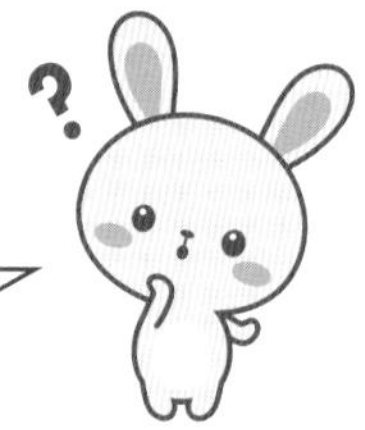

私たちは、単に食欲を満たすために食べるのではなく、身体機能や脳の機能を働かすために食べているのです。間違った食事による機能の故障は、過食症や拒食症などの病気を引き起こしやすく、視力低下の原因にもなります。

まずは**糖分の摂りすぎは眼に悪い**という点を知っておきましょう。体の中に摂り入れられた糖分は、ビタミンB_1によって代謝されますが、これが糖分過多になると、それだけビタミンB_1が不足しやすくなるのです。

ビタミンB_1が不足すると胃腸障害を引き起こしやすくなり、その結果、食欲不振となって疲労感を覚えるようになります。そして、体調不良によるイライラは集中力を低下させ、視神経にも悪影響を及ぼして眼の炎症を引き起こしてしまいがちです。

ビタミンB_1を多く含む食品としては、豚肉やレバー・ハム・たまご・大豆・あずき・ピーナッツなどです。

ビタミンB_1と並んで、眼の栄養に不可欠なのがカルシウムです。カルシウムが不足すると、眼球を包んで形を丸く保っている強膜が衰え、だんだん形を保つことが困難になってきます。すると、眼球の形が変形して伸びやすくなり、軸性近視になりやすい傾向があります。

また、カルシウム不足は、糖分の摂りすぎによっても起こります。糖分は、体内のカルシウムを溶かしてしまう作用も持っているからです。

体内に摂り入れたカルシウムの吸収を高めるには、十分なビタミンDが必要です。人間の皮膚にあるビタミンDの母体は、紫外線によってビタミンDに変化します。ですから、室内に閉じこもりがちな人は、なるべく野外で日光浴するように心がけましょう。

カルシウムは、鉄分とともに不足しがちな栄養素でもあります。またビタミンAにも注意してください。ビタミンAが不足してくると、視力が低下し、眼病にもなりやすくなるからです。

ビタミンAを多く含む食品には、レバー・たまご・牛乳・チーズ・にんじん・緑黄色野菜などがあげられます。

第1章

視力の低下は現代社会では深刻な問題だ

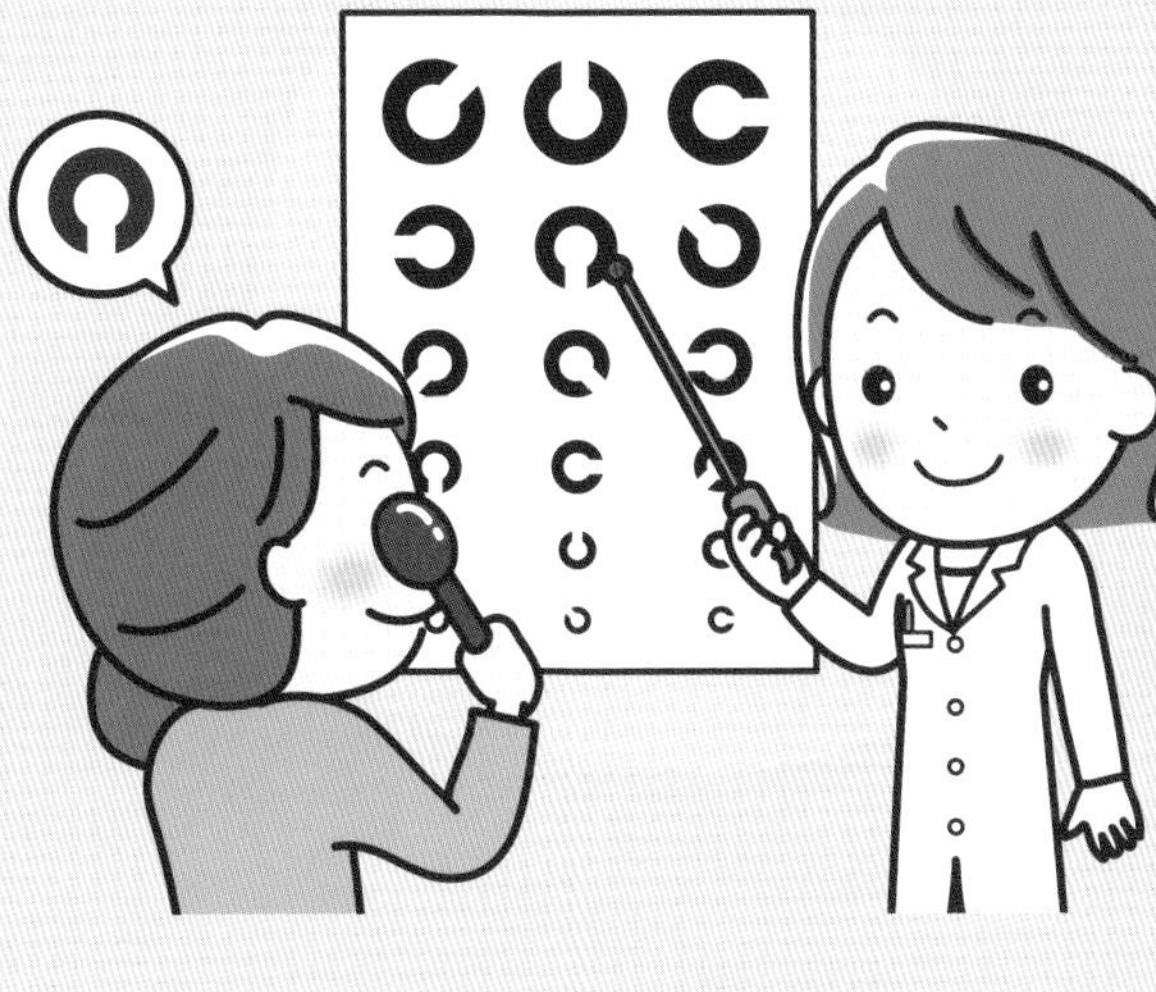

1 スマホやテレビゲームが視力急低下の主な要因です

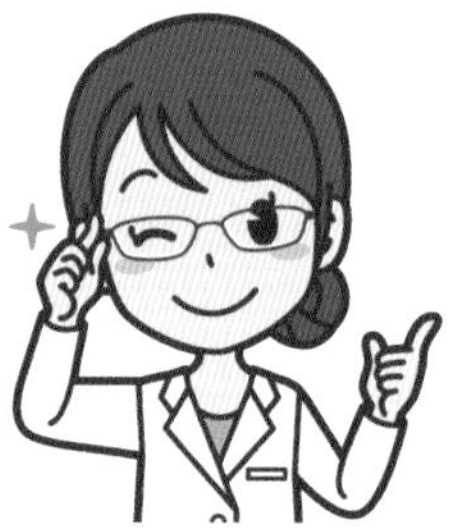

視力1.0未満の小中学生は過去最多

文部科学省が毎年発表している「学校保健統計調査」（2019年度）によると、裸眼視力一・〇未満の子どもは小学校で三四・五％、中学校では約半数を超える五七・四％、高校に至っては六七・六％と、実に高校生の三人に二人以上がメガネをかけている計算になります。まさに子どもの視力低下は、ますます深刻な問題になっています。

このように子どもの視力が急低下してきた要因としては、家庭用テレビゲーム機とスマホの普及が考えられます。

なぜ、テレビゲームやスマホが視力悪化の要因になるのか。それは画面を長時間見つめていると、知らずに視野が狭くなってしまい、眼の中の筋肉が異常緊張を引き起こし近視を発生させる原因にもなるからです。

大人でも長時間にわたってテレビを見ていると、眼が疲れるものです。テレビゲームやスマホは画面に近づいて眼の激しい視点移動を繰り返し行いますから、どうしても眼精疲労や肩こりの原因になりやすく、普通にテレビを見る以上に視力低下を招きやすいのです。

また、ゲームやスマホにこりだすとつい夢中になってしまい、前かがみの姿勢のままで画面を直視し、数時間を過ごしてしまいます。これは眼が正座している状態と同じで、非常に危険な行為です。

テレビゲームをする場合は画面から七〇センチ以上離れ、30分ゲームをしたら15分は休憩するように心がけましょう。

もう一つ視力急低下の要因として考えられるのが、パソコンの普及により、オフィス・オートメーション（ＯＡ）化による職業病です。これはＯＡ病ともいわれるもので、ＯＡ機器を使って仕事をする人たちに現れやすい特有の全身的な症状をさしてこう呼びます。

眼精疲労や肩こり、倦怠感といった肉体的な諸症状は、集中力を失わせたり、イライラしたりと、精神的にもかなりのダメージを与えているようです。そして、これらのなかでもいちばん顕著に現れるのが眼の症状だといえるのです。

本を読みすぎたり、長時間近業をしつづけていても眼は疲れますが、これは単なる疲れ眼で病気ではありません。しかし、疲れが蓄積されるようになり、眼や体にさまざまな症状が現れてきたときは、疲れ眼ではなく眼精疲労になるので注意が必要です。

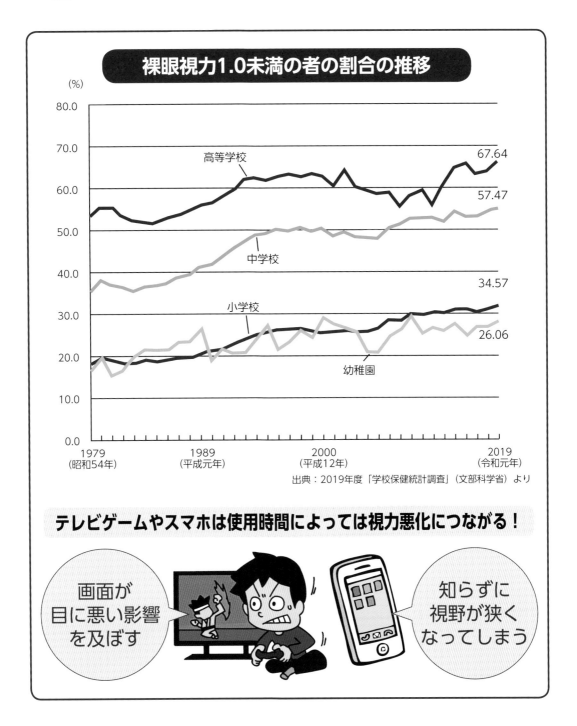

裸眼視力1.0未満の者の割合の推移

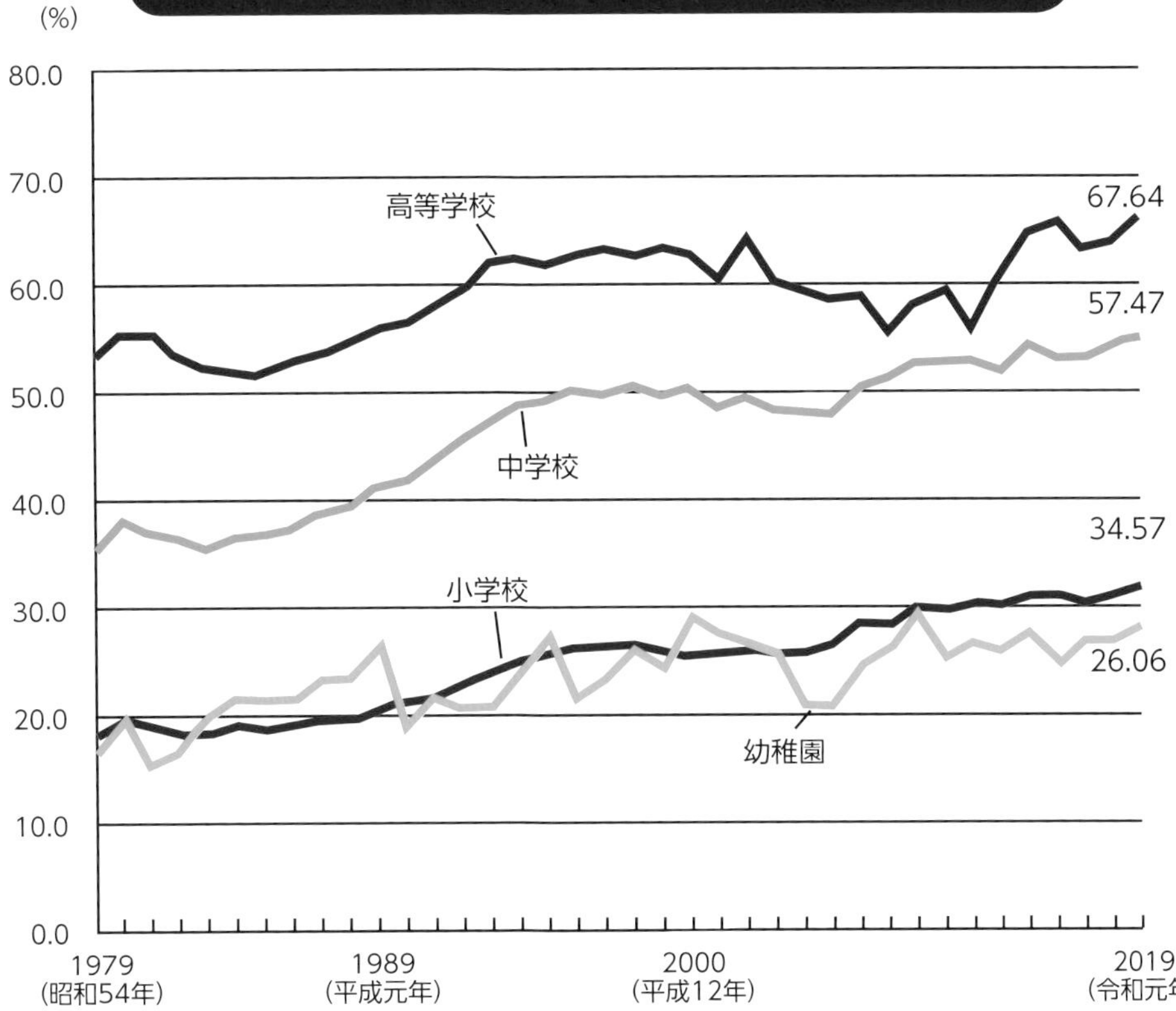

出典：2019年度「学校保健統計調査」（文部科学省）より

テレビゲームやスマホは使用時間によっては視力悪化につながる！

POINT! スマホやテレビゲームをやり過ぎると視力の悪化に拍車をかけることに！

2 視力回復には心と体の両面からのケアが大切です

過度のスマホの使用と視力の低下

２０２０年の教育改革により小中学校に在籍するすべての児童・生徒にタブレット端末が配布されるようになりました。今後は児童・生徒がパソコンやタブレットを使ってオンライン上で問題演習を行う学習やタブレット授業の導入がますます広がっていくことになります。

このような生活環境のなかでは、勉強時間と休憩時間のバランスが非常に大切になってきます。つまり眼を使う時間と、眼を休ませてあげる時間を自分自身でコントロールする必要性が出てくるわけです。しかし、日々束縛された日常のなかにおかれている子どもたちにとっては、わずかな休憩時間であっても遊びの時間に変わってしまいます。スマホなどの普及により一人遊びが可能なうえ、自分の好きな時間にできるスマホやテレビゲームは、子どもたちの間ではとくに人気の高い遊びのようです。

眼のことを考えれば、せめて空いた時間ぐらいは眼を休ませるような工夫が必要ですが、子どもはわずかな時間を好きなことに興じることで、本能的にストレスを発散させようとしているのです。

一方、親はというと、ちっともいうことを聞かない子どもに対し、なかばヒステリックに怒鳴ってスマホの使用やテレビゲームを禁止したりする傾向がありますが、これも度が過ぎると逆効果になってしまうので注意が必要です。

ひどいケースになると、深夜、親の目を盗みながら睡眠時間を削ってまでテレビゲームに興じ、昼間は寝不足から学校で居眠りという子どももいます。一晩中起きているわけですから昼間は夢うつつの状態、当然集中力にも欠け成績は落ち、しかも視力は以前よりもさらに悪くなっていたという最悪のパターンです。

親子といえども人間同士、相手の心理を思いやりながらさり気なく注意をほかに向けてやり、ストレス発散になるような手助けをしてやることが先決です。

テレビゲームというのは大人でも夢中になるくらいです。またスマホも気軽に調べものができたり、動画も見られますので、時間を忘れていつまでも見てしまいます。大人にとっても楽しいツールですから、子どもにとってはもっと楽しいことなのかもしれません。

これが悪い、あれが悪いといって切り捨てるのではなく、**子どもには正しい遊び方と、バランスのとれた時間配分をしっかりと教えること**が大切です。

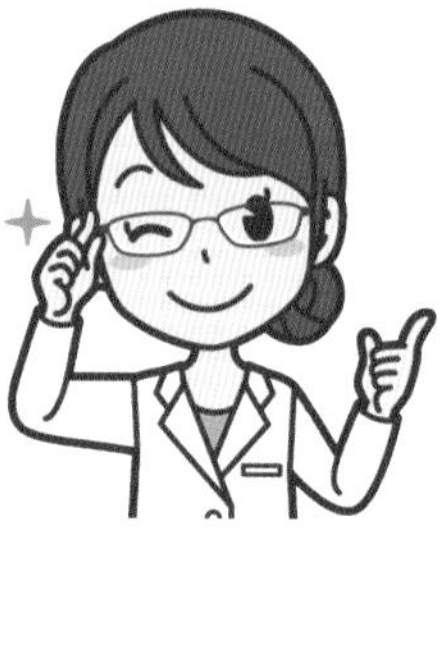

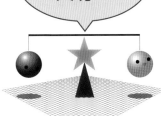

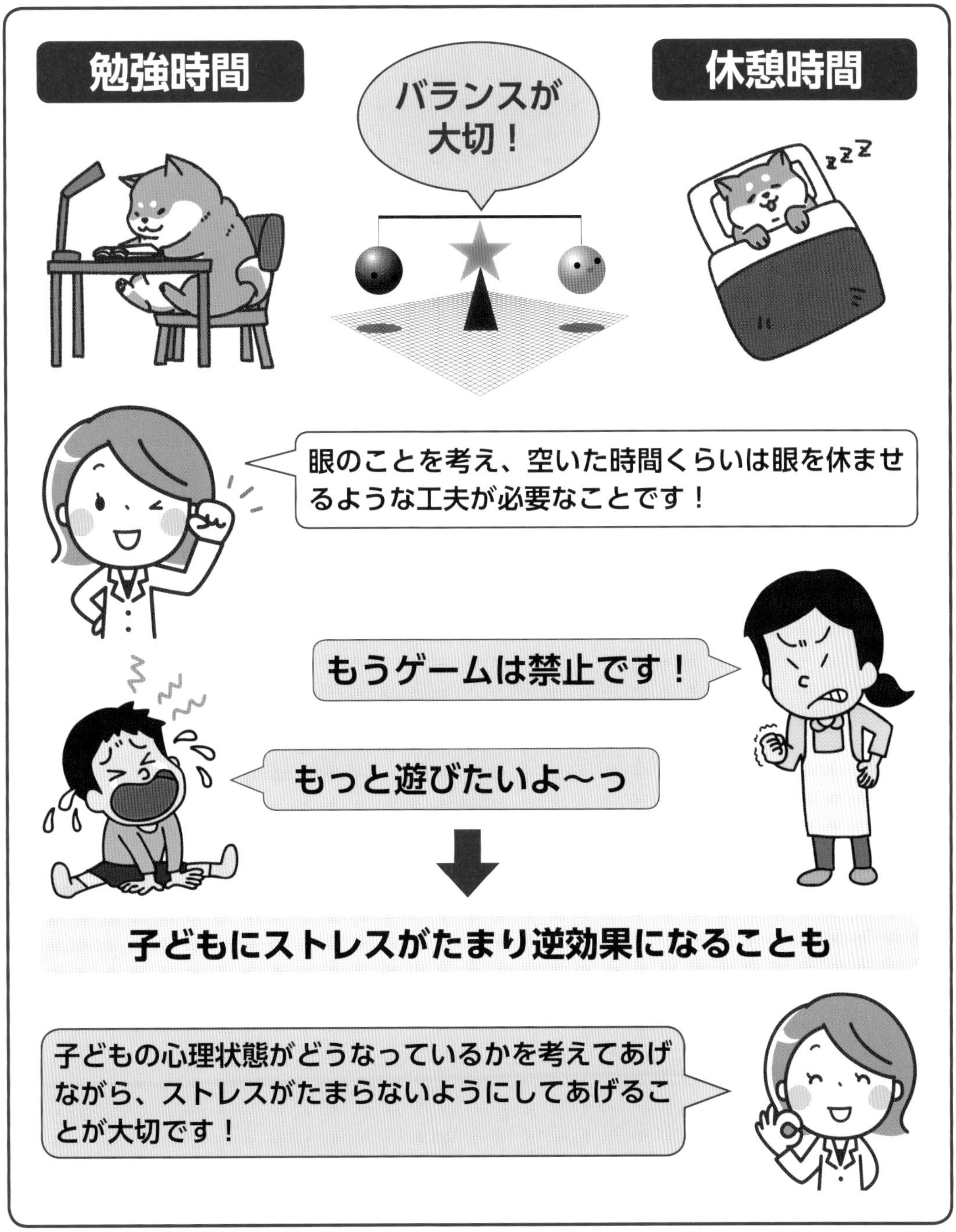

勉強時間
バランスが大切！
休憩時間
眼のことを考え、空いた時間くらいは眼を休ませるような工夫が必要なことです！
もうゲームは禁止です！
もっと遊びたいよ〜っ
子どもにストレスがたまり逆効果になることも
子どもの心理状態がどうなっているかを考えてあげながら、ストレスがたまらないようにしてあげることが大切です！

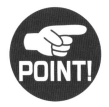

POINT!

視力を悪化させないためには眼のケアはもちろん、内面的なケアも重要！

3 遺伝による近視は わずか5%程度しか存在しません

遺伝性の近視はわずか5%未満

日本では、いまだに大半の人が「近視は遺伝するもの」と信じているようです。また、視力が落ちたら「視力を矯正するためにメガネをかける」と考えている人が圧倒的に多いのも事実です。たしかに、すべてにおいて遺伝的要素がまったく考えられないわけではありません。両親が子どものときから近視であった場合などは、子どもに近視が出てくる確率は高くなります。

しかし、先天的な遺伝性の近視は、近視全体から見るとわずか5%未満にしかすぎません。しかも遺伝性の近視は、就学前の低年齢で発見されることが多く、小学校に入学する頃には眼の屈折度数はかなり進行しており、就学後はメガネを常用しなければ黒板の字さえもはっきり見えないという状態になっています。このように、先天的に視力が悪いというのは実にまれなケースといえるでしょう。

では残りの約95%はなんであるかというと、これは主に後天的な要因です。突発的な事故や病気によって視神経そのものに障害を持ってしまう場合と、テレビゲームやスマホ、受験勉強などといった、眼を酷使しやすいものが視力低下の引き金になっている場合があります。

ただ、後者の場合、それらすべてが眼に対して直接的な原因になっているというわけではありません。**視力低下の要因として問題になるのは、「やっていること」ではなくて「やり方」なのです。**

この「やり方」とは、すなわち物事に対する「取り組み方」です。

後天的な要因（テレビゲーム、スマホ、受験勉強など）がもとで視力が低下したという場合の近視は、環境近視と呼ばれるもので、間違った「やり方」を修正することによって治すことができます。視力が落ちたからといって、すぐにメガネをかける必要はまったくありません。むしろ、安易に過度矯正のメガネをかけることのほうが危険なのです。

近視の人は遠くが見えないので落ちた視力を矯正するためにメガネをかけるのですが、遠く用のメガネで近くも見るので、眼がメガネに合ってしまい、屈折度数が進み、さらに視力が下がることはあっても、視力が上がってくることはないからです。

正しい視力矯正は専門医の指導のもと、地道に眼のトレーニングに励むことによってのみ達成することができるということをぜひ知っておいてください。

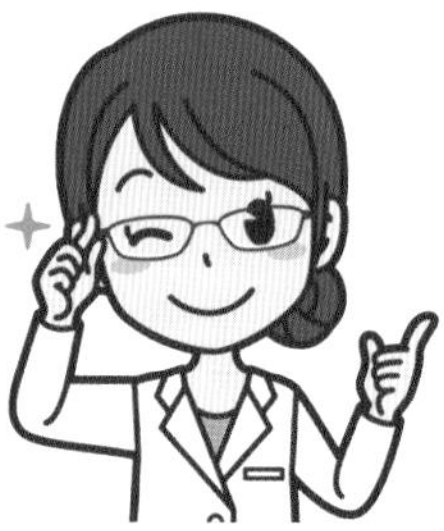

近視は
遺伝するもの
である

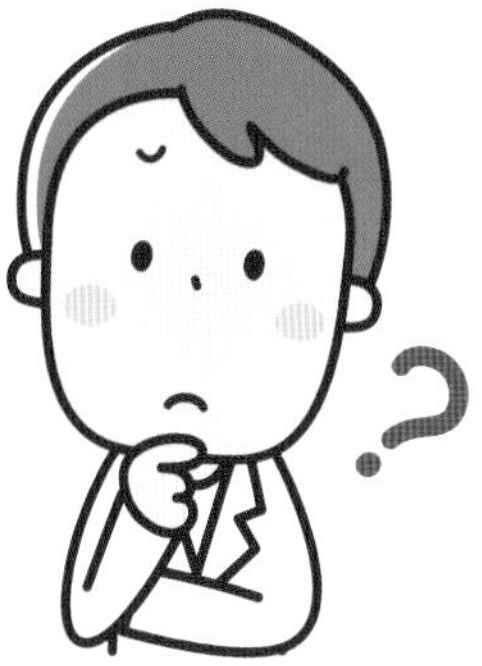

視力を矯正
するために
メガネをかける

↓　↓

親が近視に対する認識や考え方を変える必要がある

先天的な遺伝の
可能性がある近視

＝

わずか５％未満
にすぎない！

↓

残りの95％は後天的な要因から近視になる

子どもの主な視力低下の要因

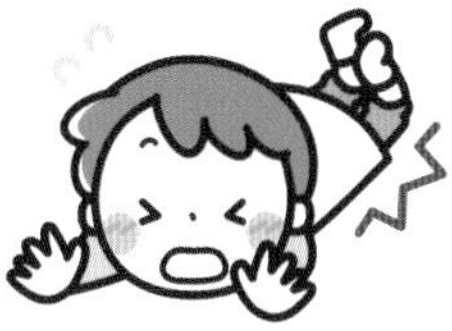

事故や病気

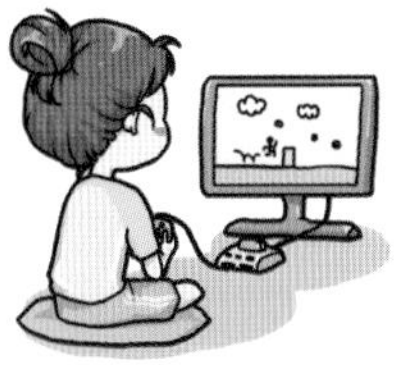

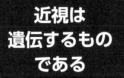

ゲーム

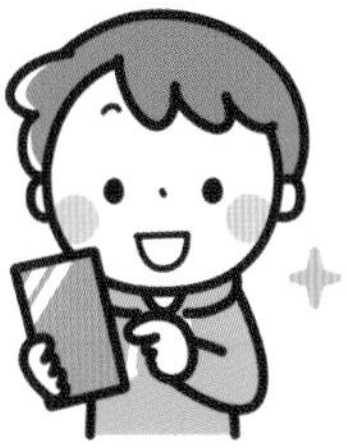

スマホ

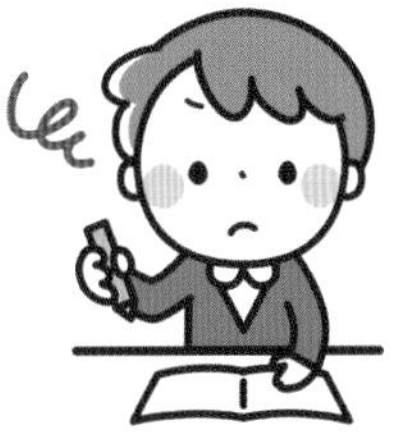

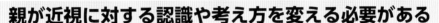

受験勉強

POINT!

近視は遺伝すると思われがちですが、遺伝によるものは5%に過ぎません！

4 スマホ依存症は集中力や記憶力を低下させるスマホ脳になる

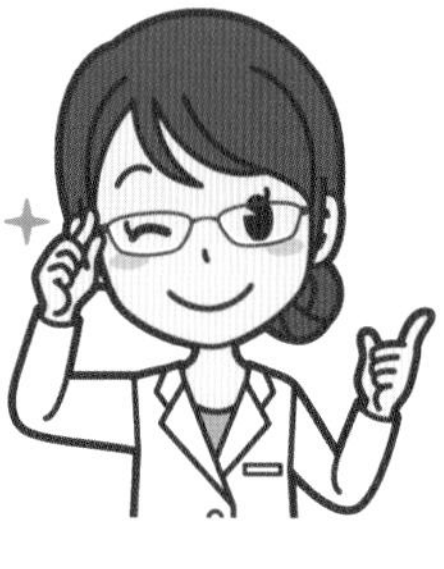

スマホが健康に及ぼす悪影響

スマホやテレビゲームは長時間続けると眼精疲労を招きます。また、全神経と視線を画面に一点集中するために中心視力が損なわれやすく、視野が狭くなってしまう場合がよくあります。

視野が狭くなると真正面にある物は見えても、横のほうにある物は見えにくいわけですから、いきなり側面から何かが飛び出してきてもすぐには気づくことができません。道を歩いていても走ってくる車に気づかず、思わぬ事故に巻き込まれてしまう危険性もあるのです。

さらに、近くの物（スマホやテレビ画面）だけを長時間見つめることによって、眼の遠近調整筋の作用が損なわれ、毛様体筋が異常緊張状態になってしまいます。こういう状態を何度となく繰り返していくと、やがては近視を招く恐れがあるので注意が必要です。

最近ではスマホやテレビゲームに限らず、職場や学校にもパソコンが普及し、なかには一日中パソコンの画面と向き合って仕事や勉強をしている人がいます。パソコンの作業は流れが速く、その作業を一つ一つ迅速に眼で追いながら確認していくので、眼にとってはかなり負担のかかる作業だといえるかもしれません。

パソコンによる作業もスマホやテレビゲームと同様に、長時間に及ぶ使用は避けなければなりません。

極端な眼筋運動は、初め神経性眼精疲労を招く場合がありますが、やがて筋性眼精疲労に発展し、あらゆる機能が麻痺状態に陥ります。

このように長時間に及ぶ眼の酷使は首から肩にかけてのこりや、ひどい場合には頭痛や吐き気などといった症状を伴うことが多く、細心の注意が必要です。

そのほかにも、明るい画面を直視することによって眼の奥の網膜が刺激され、光に対する感覚が低下していくことがあります。

眼精疲労などと重なってしまうと、いくらメガネをかけても視力が得られなくなる機能的弱視にもなりかねないので気をつけましょう。

世界的ベストセラーで日本でも翻訳出版されている『スマホ脳』（新潮新書）の著者であるアンデシュ・ハンセンは、脳科学者の立場から、**スマホ等の便利さに溺れていくと睡眠障害やうつ、記憶力や集中力、学力の低下、依存症など脳が確実にむしばまれていく**と警告を鳴らしています。

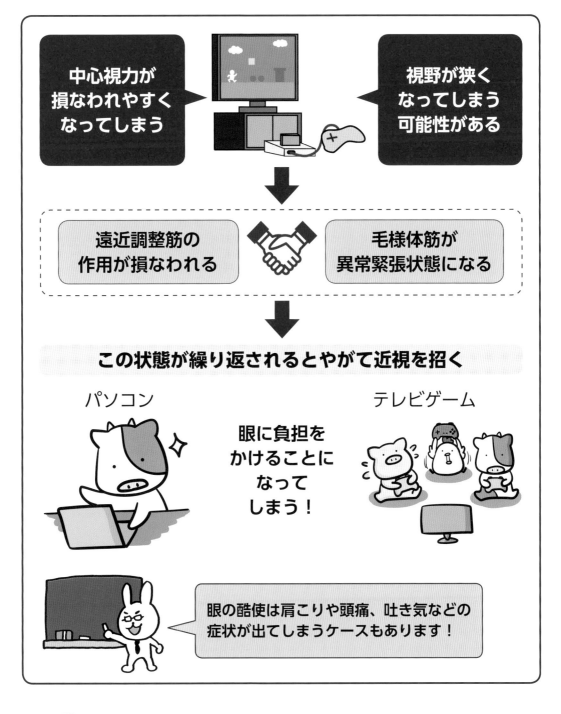

中心視力が損なわれやすくなってしまう

視野が狭くなってしまう可能性がある

↓

遠近調整筋の作用が損なわれる

毛様体筋が異常緊張状態になる

↓

この状態が繰り返されるとやがて近視を招く

パソコン

眼に負担をかけることになってしまう！

テレビゲーム

眼の酷使は肩こりや頭痛、吐き気などの症状が出てしまうケースもあります！

POINT!

スマホは便利ですが、集中力や記憶力の低下というデメリットに要注意！

5 30年後には世界の人口の半数が近視になるという調査結果

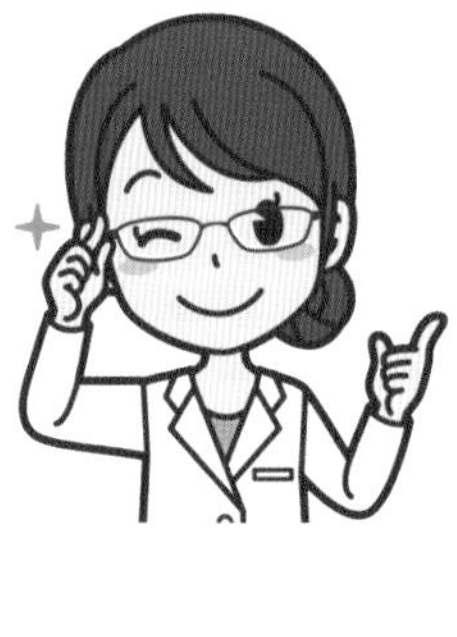

近視になる人は増え続けている

成人の半数以上が近視ともいわれる「近視大国」日本ですが、実は近視人口は世界的にも増える傾向にあり〝近視パンデミック〟と呼ばれています。30年後の2050年には世界人口の約半数が近視になるとも推計されています。

近年、職場でも家庭内でもパソコンなどの画面を直視する時間が劇的に増え、ますます目を酷使する環境が急増してきました。

一方、視力低下はますます深刻な問題になりつつあり、現在では肉体的なものだけに留まらず、精神的なものにまで及んできました。

従来のように「視力が落ちたらメガネをかければいい」という安易な考えだけでは、もはや解決することはできません。視力低下は深刻な問題であると認識したうえで、早急になんらかの手を打たなくてはならない時期にさしかかってきているのです。

残念ながら日本人の眼に対する認識度はいまだに低く、歯の知識に比べるとまだまだ立ち遅れている状態であると言わざるを得ません。歯並びが悪いから矯正しようと歯科に向かう人がいる一方で、視力が落ちたからといって眼科に行く人はあまり見かけません。むしろメガネ屋に直行する人のほうが多いのではないでしょうか。先進国として名高い日本も、眼のこととなると胸を張って「知っています」とはいえないようです。つまり、知らないということは「適切な処置がとれない」ということにもなります。

最近になってようやく日本でも**「近眼や老眼には眼のトレーニングが有効である」**ということが証明され、提唱されつつありますが、欧米ではすでに半世紀以上も前に証明されていたことなのです。

眼に関して先進国である欧米においては、一九三〇年代には眼科とは別に、視力矯正だけを目的とした医療制度が発足しています。これは「視力眼科」と呼ばれているもので、専門の検眼医の指導によって視力回復のトレーニングを行っていく所です。

欧米の人たちは自分の体について全般的に関心を持ち、その構造一つ一つについて認識を高めていきます。

人生百年と言われる現代、百年も付き合わなくてはならない自分の体（眼の健康寿命は70年といわれています）を、せめてもう少し知っておく必要があるのではないでしょうか。

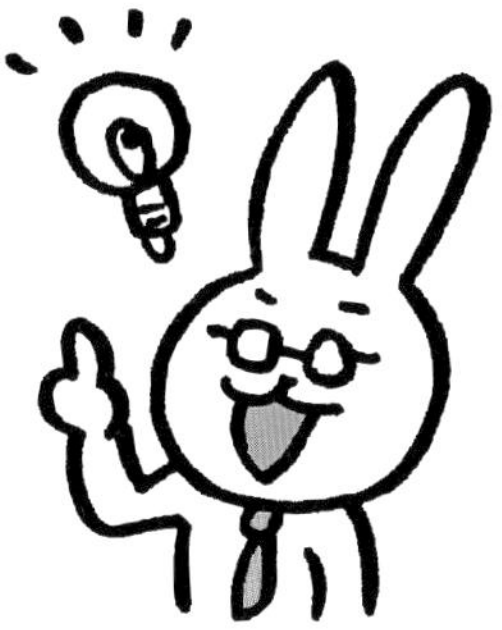

日本では成人の約半数が
近視といわれている

世界的に近視人口は
増え続けている傾向がある

↓

30年後には世界人口の半分が近視＝近視パンデミック

「視力が落ちたらメガネをかければいい」
という時期は過ぎ、視力低下の問題は
早急に手を打たないと大変なことになります！

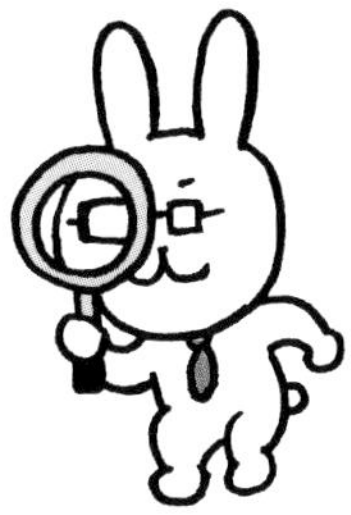

歯に対する認識度

眼に関する認識度

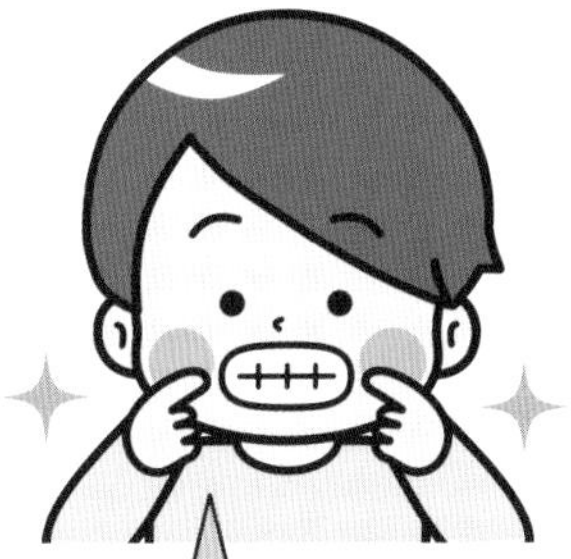

歯並びが悪いから
歯医者に行かないと
まずいかなあ～？

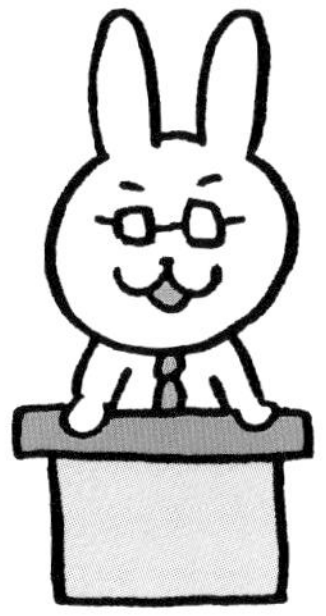

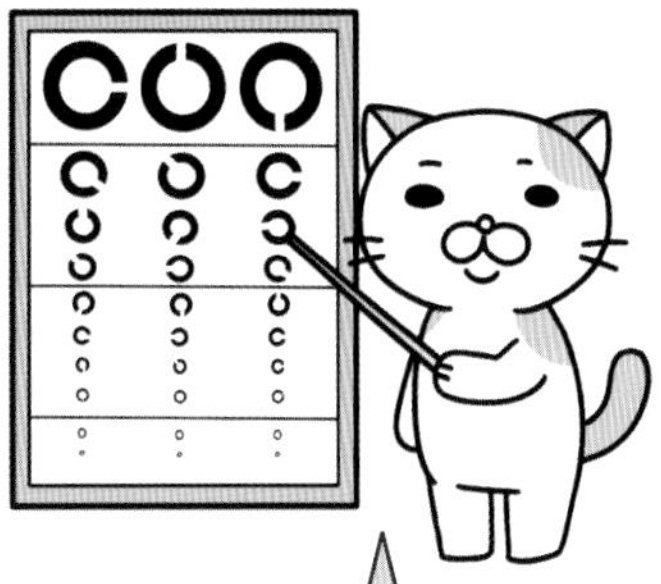

最近視力が落ちたけど
眼医者に行かなくても
まだ大丈夫かなあ～？

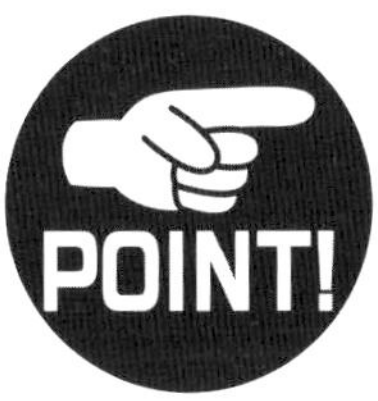

2050年には2人に1人が近視になってしまうという恐ろしい調査結果が！

6 視力の低下は勉強嫌いになったり性格にも影響します

性格にも影響する近視

視力が落ちてくると当然のことですが、授業中に黒板の字もよく見えなくなってきてしまいます。普段、字を書くときにも姿勢は机のほうに伏せがちとなり、ひどい子になると鼻の先をノートにべったりとつけた状態で字を書いていたり、本を読んだりしています。

しかし、驚くことに当の本人はそんな自分のクセにはまったく気がついていない場合が多いものです。先生や友人から姿勢の悪さを指摘されて初めて気づくのですが、「そういえば最近、遠くの物が見えづらいなぁ」などと思ったりする人が出てきたりするわけです。

子どもの視力が極端に衰えると、「なんらかの形で学業に支障が出てくる」といわれていますが、これはすでに生理学的見地からも証明されています。

視力が落ちてくると、物がよく見えませんから非常にストレスがたまりやすい状態になります。イライラして気が散漫し、集中力が著しく低下するので必然的に成績も下がってきてしまいます。

このようなケースは、メガネをかけて一件落着ということになるのですが、視力が下がったからといって安易にメガネをかけてしまうのもどうかと思います。間違ったメガネ選びによって、かえって眼を悪くしてしまう人のほうが圧倒的に多いというのも事実だからです。

また、視力異常というと近視ばかりを気にしがちですが、最近では遠視の子どももかなりの数にのぼります。遠視も近視同様、集中力低下の要因になりますし、また眼精疲労の原因にもなります。

遠視は遠くの物が見えて、近くの物が見えにくいと思っている人が多いのですが、実は近くの物も、遠くの物も見えにくいのです。人間の眼は**生まれたときにはみな遠視ですが、徐々に正常な眼球に成長し、小学校の一年生頃までに視力は完成されていきます。**しかし、なんらかの影響で眼球の発達が遅れてしまったり、眼の調整機能が弱かったりすると、遠視状態をずっと引きずってしまうこともありえるわけです。

視力が低下して黒板の字が見えにくくなったら、教室の前の席に移してもらうことが先決です。それでもまだ見えづらいときには度数の低いメガネを使用して、視力回復のトレーニングを積極的に行ってください。メガネはあくまでも応急処置的（矯正）なものにすぎないと考えておく必要があります。

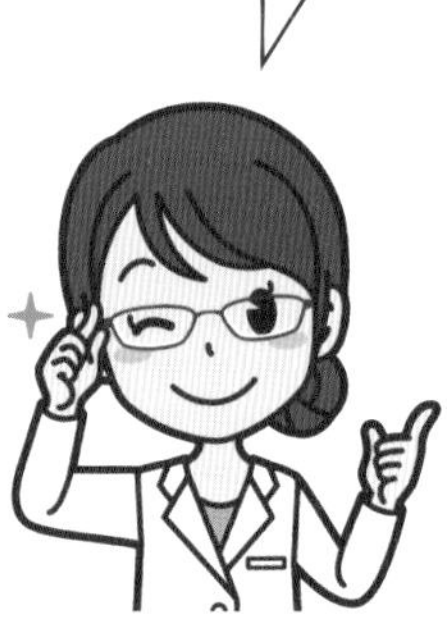

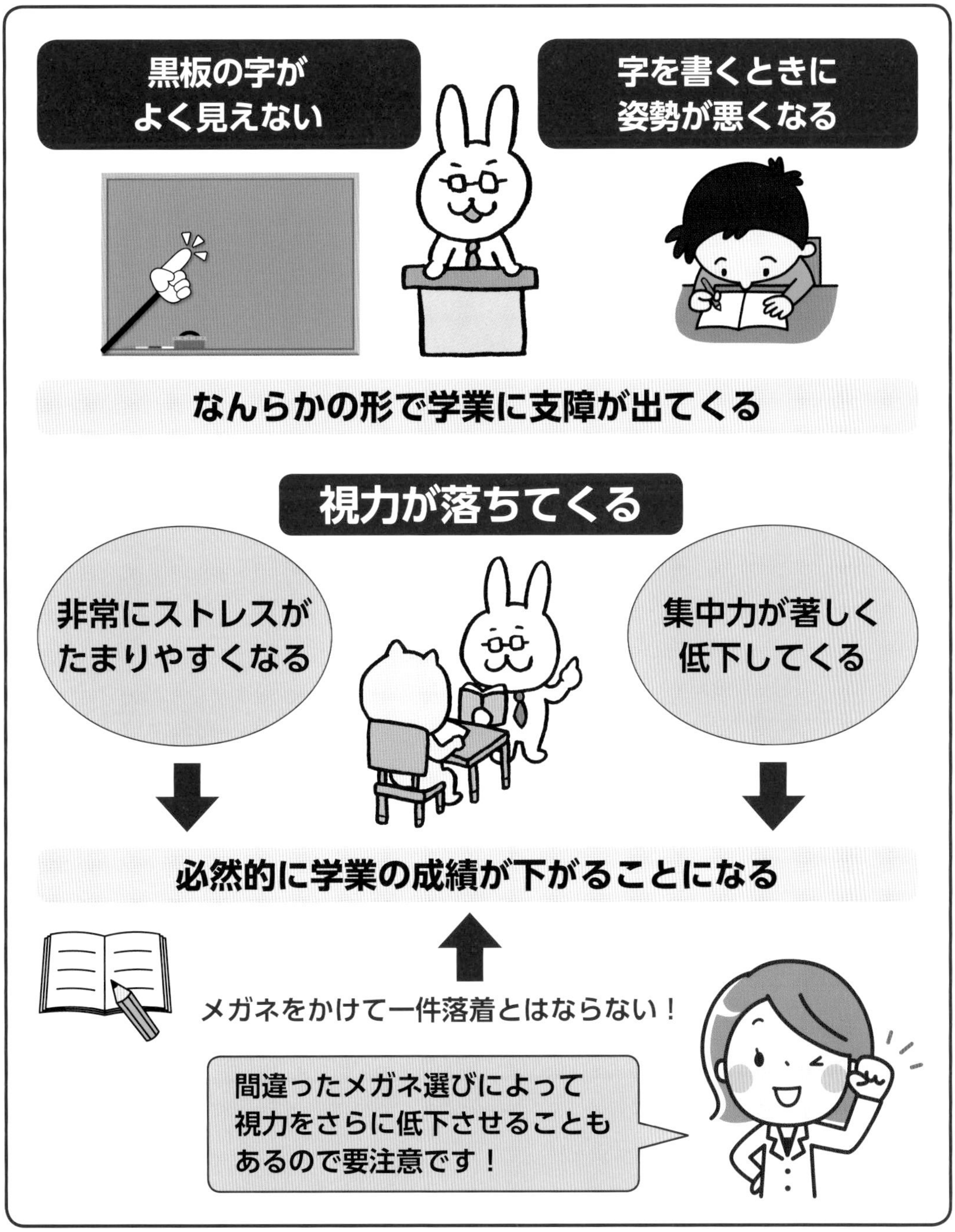
黒板の字が
よく見えない
字を書くときに
姿勢が悪くなる
なんらかの形で学業に支障が出てくる
視力が落ちてくる
非常にストレスが
たまりやすくなる
集中力が著しく
低下してくる
必然的に学業の成績が下がることになる
メガネをかけて一件落着とはならない！
間違ったメガネ選びによって
視力をさらに低下させることも
あるので要注意です！

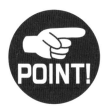

POINT! 視力が低下し黒板の文字が見えづらくなり、勉強嫌いにもつながることも！

7 眼と脳との間には切っても切れない密接な関係があります

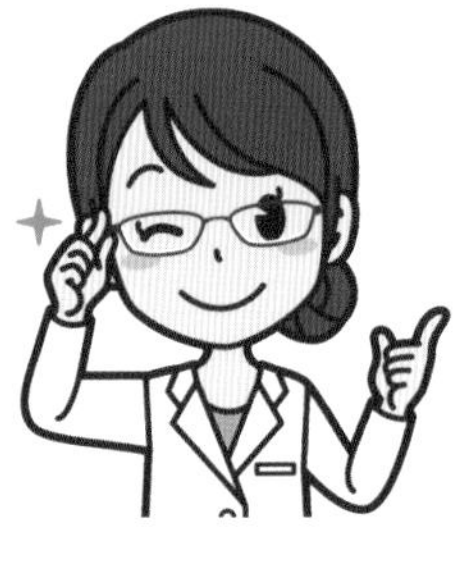

「眼」と「脳」との密接な関係

「眼」と「脳」には、密接な関係があります。ふだん私たちは、情報の80%は目から入り、その情報を脳が補完し、立体感や色彩を映像化して「見て」いるのです。それは、物を見ているのは眼ではなくて、人間の「脳」だからです。

部屋の片隅に掛けたカレンダーを見たとします。すると、まずは水晶体の厚みを変えて、カレンダーの文字にピントを合わせます。水晶体を通過したカレンダーの映像は、次に眼球の奥に位置する網膜でとらえます。実はこのとき網膜でとらえた映像は天地が逆さまになっています。その逆さまのカレンダーが視神経を通じて脳に送られる段階で再び天地が元通りになり、普段見慣れたカレンダーとして瞬時に認識されているのです。

この脳の映像補正能力（補完作用）を別の事例で説明しましょう。

片眼をつむった状態でキャッチボールをするのは、プロ野球の選手でさえも怖いそうです。これは**左右二つの眼で別の角度から見た映像情報を、脳でつなぎ合わせることでボールとの距離感、すなわち遠近感をつかんでいる**ためです。

一方、片眼の視力を失っても、健常な人と変わりなく車の運転をしている人は珍しくありません。実際に片眼が失明していても、0・7以上の矯正視力と150度以上の視野があれば車の運転免許を取得できるそうで、慣れれば片眼の映像情報だけで遠近感をつかめるように、脳が補完してくれているのです。

水晶体が濁ることで視界がぼやけたり視力が低下する白内障は、その原因のほとんどが老化によるものです。したがって、八〇歳以上の人の水晶体はほぼ一〇〇%、白内障の状態になるそうです。

私たちは「見る」ことでいろいろなものを記憶し、学習し、理解しています。したがって、映像情報がさえぎられた脳は老化を加速させて、ともすれば一気に認知症へといたる危険性があるのです。

奈良県立医科大学が高齢者三千人を対象に、視力と認知機能の相関関係について調査したところ、「視力のよい人のほうが明らかに認知機能は高く保たれている」「視力の悪い人は視力のいい人に比べて認知症の発症のリスクが二倍になる」という結果を発表しています（朝日新聞社AERAdot.より）。

脳は眼の衰えを補完してくれる一方で、眼の異常が限界を超えたときには脳に対する悪影響も大きいのです。

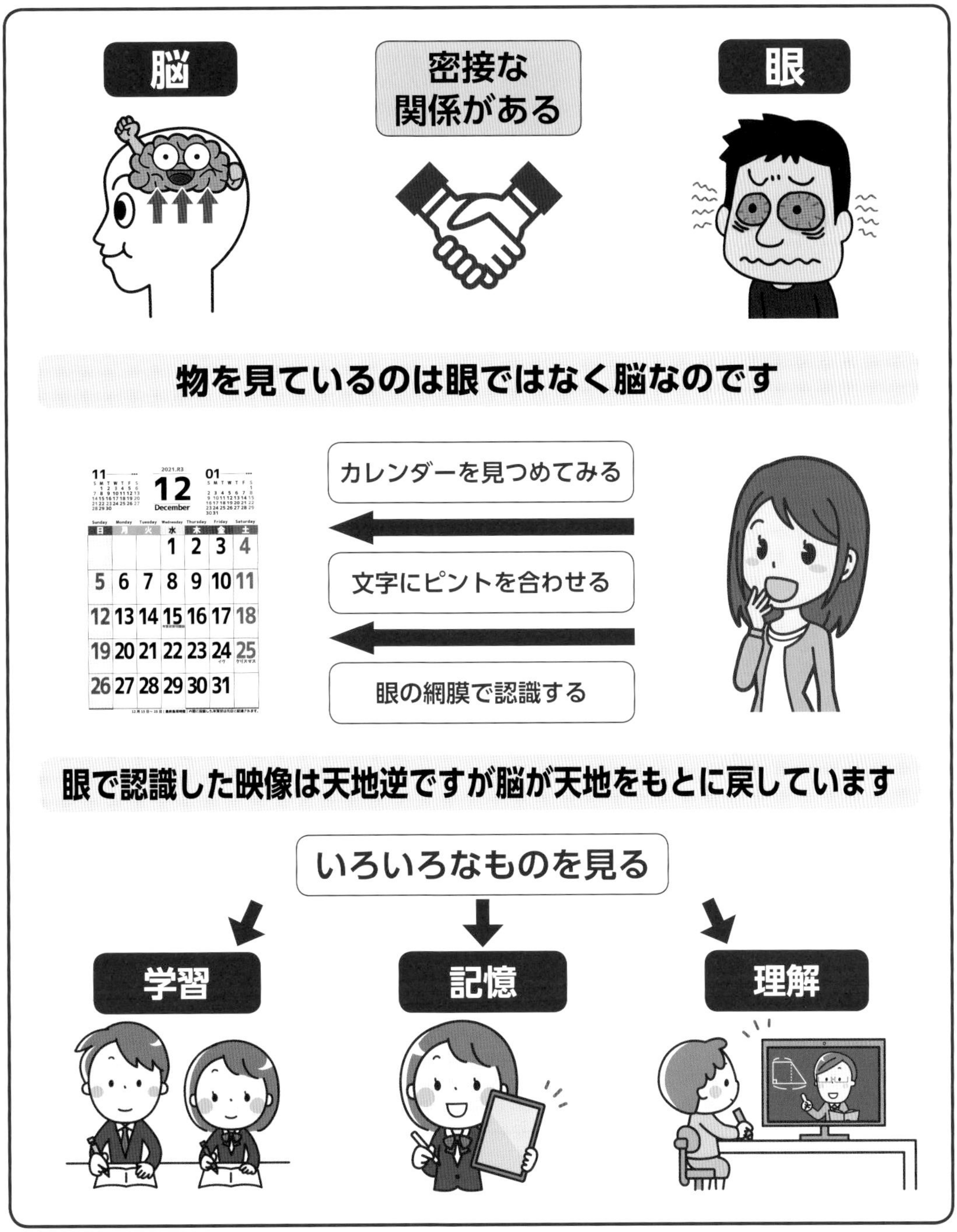

POINT!

眼から入ったさまざまな情報を脳が調整・補完して認識しているのです！

8 眼の構造がどうなっているのか知っておきましょう…その①

3つの筋肉組織が働いて機能している眼

眼には大きく分けて、3つの筋肉組織が働いています。まず一つは、眼球内に入る光の量を調整している虹彩という筋肉組織です。二つめは、水晶体の厚みを調整する働きの毛様体筋。三つめは、眼球を複合的に動かす役目を持った眼球外眼筋です。そして、これらの筋肉は虹彩以外はすべて随意筋と呼ばれるものなのです。

私たちは普段とくに意識しないまま、自分の意思によって眼の筋肉を動かしたり、眼の機能をコントロールしたりしています。たとえば遠くや近く、上や下、左や右を見ようとするとき、あなたの眼はあなたの意思に従って動いています。しかし、そのときあなたは眼筋の一つ一つをどのように動かそうかなどとは考えてはいません。意識しなくても自然と動いてしまうはずです。

眼の構造は眼球とその付属器官、そして視覚伝導路から成っていますが、眼球や視覚伝導路が実際に物を見るという、視覚に関係した働きをする一方で、付属器官は眼球の働きを円滑にするという保護の役目をも担っています。

眼球は10円玉と同じ大きさをしており、体全体からすると大変小さな器官です。しかし眼球自体は球面体レンズでもあり、高性能カメラの役割を果たしています。

この地球上で生きているあらゆる動物は、外界の情報を知るための手段として、それぞれの特性に合った感覚器官を備えています。人間も五感（視覚・聴覚・嗅覚・味覚・触覚）といわれる優れた感覚器官を備えています。

とくに視覚は、多くの情報を得るために最も大切な感覚といえるでしょう。あなたは「自分の眼がもし見えなくなったら……」と想像してみたことがあるでしょうか。私たちは日常、眼で見えることが当たり前のように生活をしていますが、時間や温度に至るまで、眼で読み取って知り得ていることがけっこうたくさんあります。人間はこうして実に外界の情報の80%を眼から得ているのです。

眼は、きわめて複雑で精緻な仕組みを持っていますが、眼の器官だけが単独で機能しているわけではないのです。

眼は複雑な働きをするために、体のあらゆる臓器の力を借りて動いています。ですから、内臓の故障が眼に影響することは多々あり、眼の病気として現れてくる場合もあるということです。

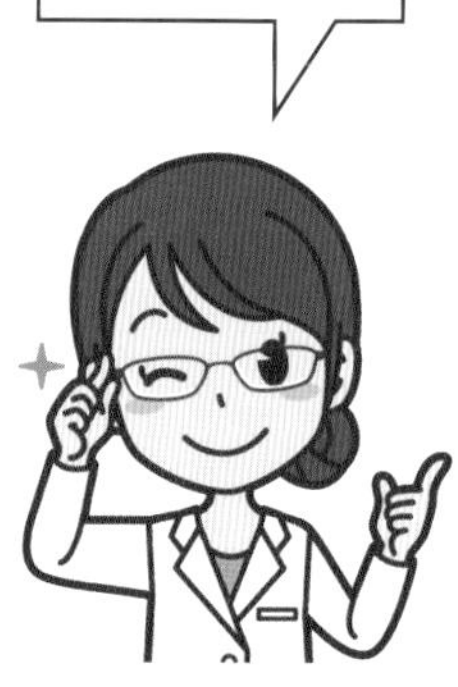

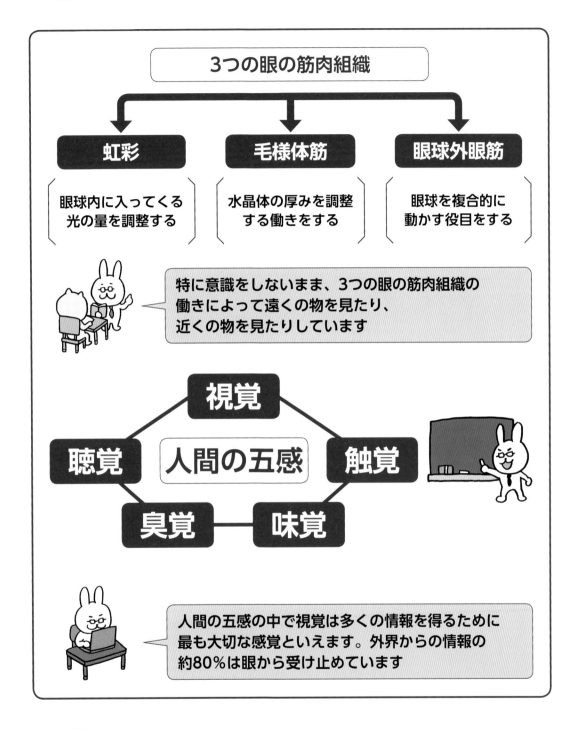

3つの眼の筋肉組織

虹彩
眼球内に入ってくる光の量を調整する

毛様体筋
水晶体の厚みを調整する働きをする

眼球外眼筋
眼球を複合的に動かす役目をする

特に意識をしないまま、3つの眼の筋肉組織の働きによって遠くの物を見たり、近くの物を見たりしています

人間の五感

視覚　触覚　味覚　臭覚　聴覚

人間の五感の中で視覚は多くの情報を得るために最も大切な感覚といえます。外界からの情報の約80%は眼から受け止めています

POINT!　眼は3つの筋肉組織がバランスよく働いていろいろなものが見えるのです！

9 眼の構造がどうなっているのか知っておきましょう…その②

「眼は口ほどにものをいう」とか「眼は心の窓」とよくいわれます。これもただ単に眼がその人の精神性の発露としてだけ存在しているという意味ではありません。眼は体と密接な関係にあります。

　ストレスなどの精神疲労以外にも、内臓諸器官の健康状態全般と深く関わっているのです。このことをよく理解したうえで、眼の構造と働きについて説明していくことにします。

①角膜・強膜――黒眼と白眼

　まぶたに接している眼球のいちばん外側にある透明な膜で、黒眼の部分を角膜と呼びます。そして、その黒眼を取り囲むようにしてある白眼の部分が強膜です。角膜と強膜は一枚の連続した強い膜で、眼球の外壁ともいうべきものを形成し、強膜は眼球をしっかりと包み込み、形を丸く保っているのです。

　私たちが物を見ているとき、角膜の表面は外気にさらされている状態にありますが、何かが眼に向かって飛んできて角膜に当たりそうになると、まぶたが反射的に閉じて角膜を守ろうとします。しかし、これが及ばず何かの影響で傷ついたり、濁ったりしてしまうと光が十分に入らなくなってしまい、視力が落ちてしまう結果になるのです。

　角膜の働きは、まず眼の形を一定に保つことと、入ってきた光をうまく屈折させて眼底に集めることにあります。

②涙腺・涙道――涙の経路

　涙腺はまぶたの上方寄りにあり、ここから涙が分泌されます。分泌された涙液は角膜や結膜を潤し、眼についた汚れなどを落としながら眼球の表面を流れます。そして、目頭の上下にある涙管を通ったあと、涙のうを経て鼻や喉のほうに流れていきます。

　涙の分泌量は、普通一日に約〇・五～〇・七五ccですが、強い刺激などを受けるとその量は必然的に増えていきます。逆に、涙腺炎などで涙の分泌がうまくいかなくなると、眼は乾燥して濁ってきてしまいます。ひどい場合になると、角膜に潰瘍《かいよう》ができて失明する恐れもあるので注意が必要です。

③結膜――眼球とまぶたをつなぐ膜

　結膜は大きく二つに分けることができます。一つはまぶたの裏側の赤い粘膜部分（眼瞼結膜）。そして、もう一つは眼の縁から白眼の表面をおおっている部分（眼球結膜）です。結膜は薄い粘膜でできており、粘液を分泌しながら角膜を潤し保護する働きをしています。この部分に炎症が起き、赤く充血してしまうのが結膜炎です。

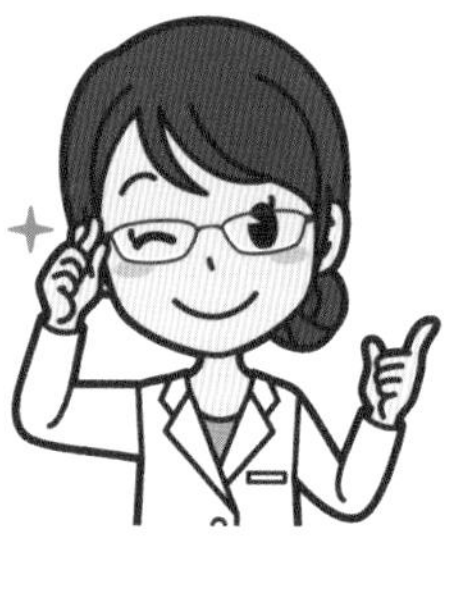

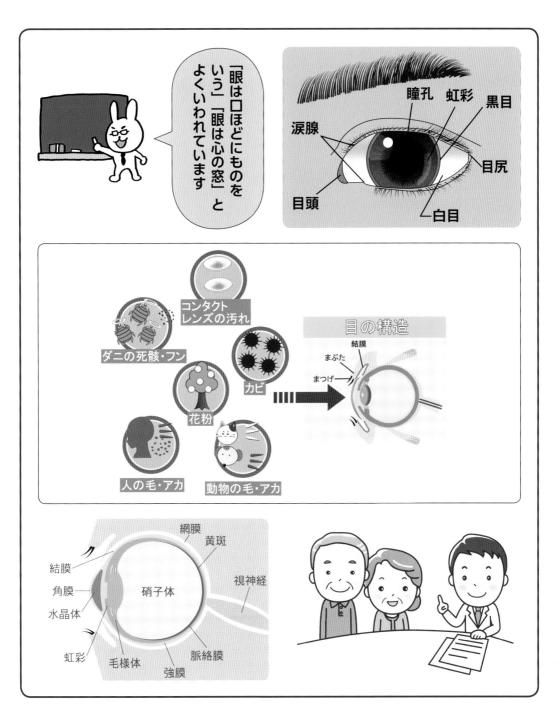

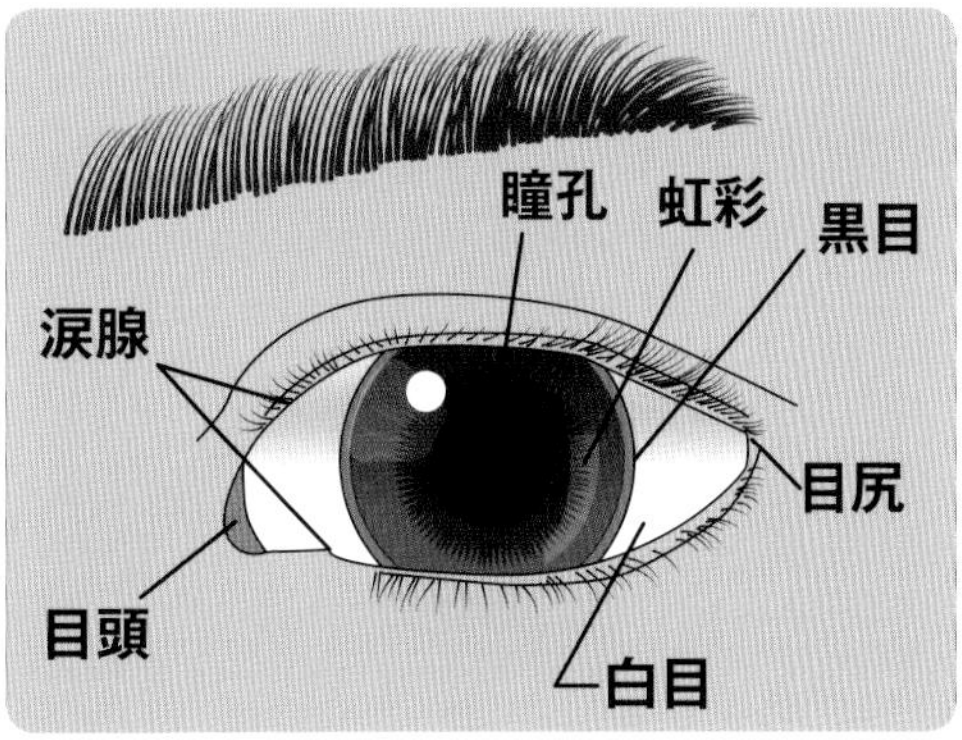

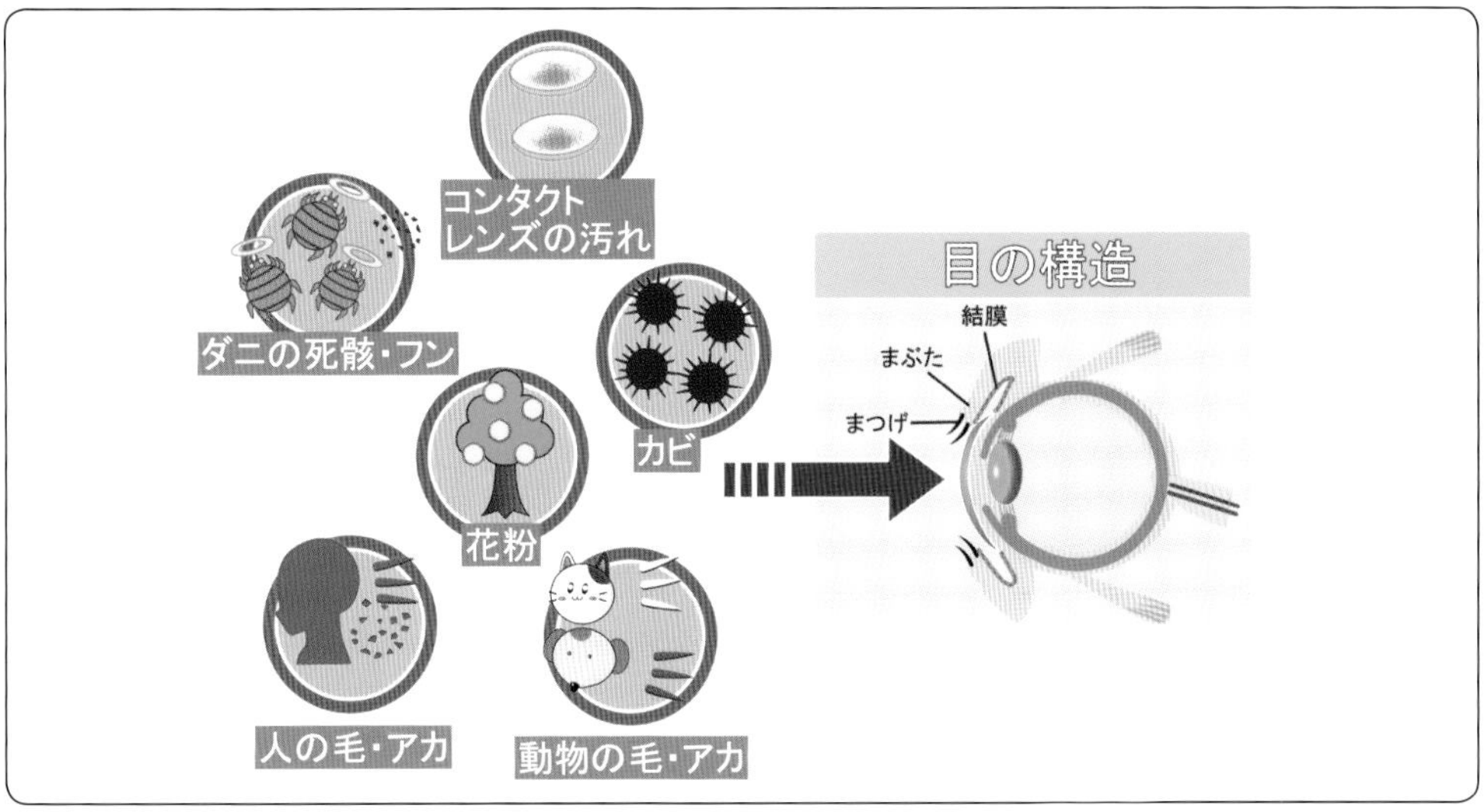

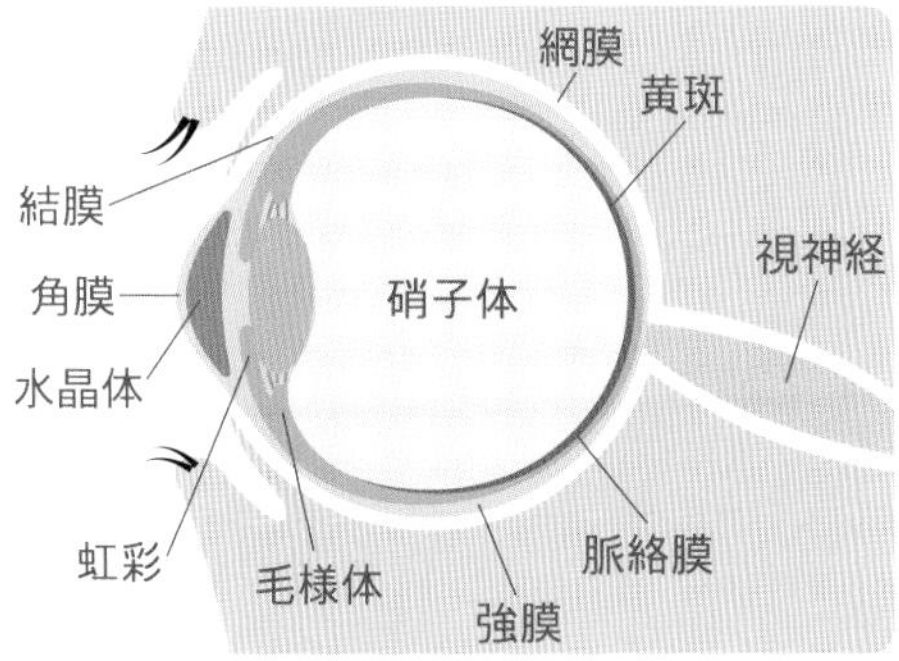

POINT!

眼が悪くなると精神疲労などを引き起こし、健康障害にもなるので要注意！

10 眼の構造がどうなっているのか知っておきましょう…その③

引き続き他の部分について、眼の構造と働きについて説明していくことにします。

④虹彩・水晶体・毛様体筋・硝子体――カメラの絞りとレンズ

眼を開くと、中心に黒く見える部分（瞳孔）があります。これは通常、瞳と呼ばれているものです。そして、それを取り囲んでいる丸い輪郭を持った茶褐色の部分を、虹彩といいます。

虹彩は、眼球内に入ってくる光の量を調整しており、カメラでいうとちょうど絞りに当たります。

角膜から入った光は、その奥にあるレンズの役目の水晶体で再度屈折して眼底に像を結びます。水晶体は凸レンズ状で大変弾力性があり、近くを見るときには厚く、遠くを見るときには薄くなります。そして、この水晶体の厚みを微妙に調整しているのが、水晶体の周囲を取り囲んでいる毛様体筋という筋肉の多い組織なのです。

水晶体と毛様体筋の間には、繊維でできたチン小帯というひも状の組織があり、水晶体を支えています。また、毛様体筋からはチン小帯が出ていて、それを引っ張ったり、ゆるめたりすることで水晶体の厚さが調整できるわけです。

⑤脈絡膜――眼の中の暗幕

脈絡膜は、水晶体と硝子体を包んでいる膜のことで、強膜と網膜の間に位置しています。血管が多く、虹彩や毛様体筋に栄養を運ぶ役割を持っています。

⑥網膜・視神経――フィルムと伝達通路

角膜から入ってきた光は、最後に網膜にたどりつきます。網膜は薄い透明な膜でできており、カメラでいうと映像を映すフィルムに相当します。

⑦眼筋――眼球を動かす

眼球はたえず前後左右に伸びたり縮んだりしながら動いています。つまり、眼球が動くことによって、私たちは物を見ることができるのです。眼球を動かすためには、眼のまわりの筋肉（眼筋）の働きが重要です。眼筋は左右の眼に六本ずつ（直筋が四本と斜筋が二本）あり、眼球がどの方向を向いても正しく対処できるようバランスよく柔軟にできています。

⑧房水――眼圧を保つ

毛様体筋では、常に房水と呼ばれる水がつくられています。房水は、まず水晶体と虹彩の間にある後房へと流れ、瞳孔を通ったあとは、角膜と虹彩で囲まれている前房へと流れていきます。この角膜と虹彩の境目は前房隅角と呼ばれ、小さくたくさん開いた孔から房水を眼筋の外へと押し出す働きをしています。

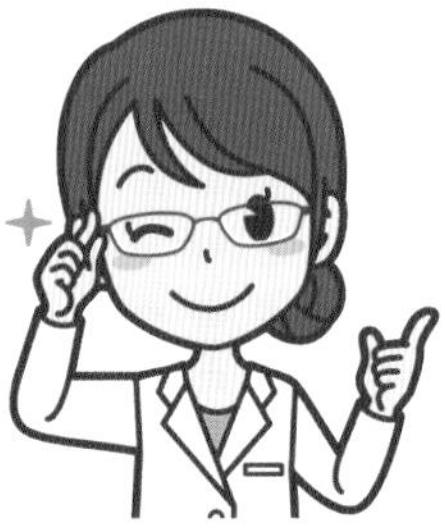

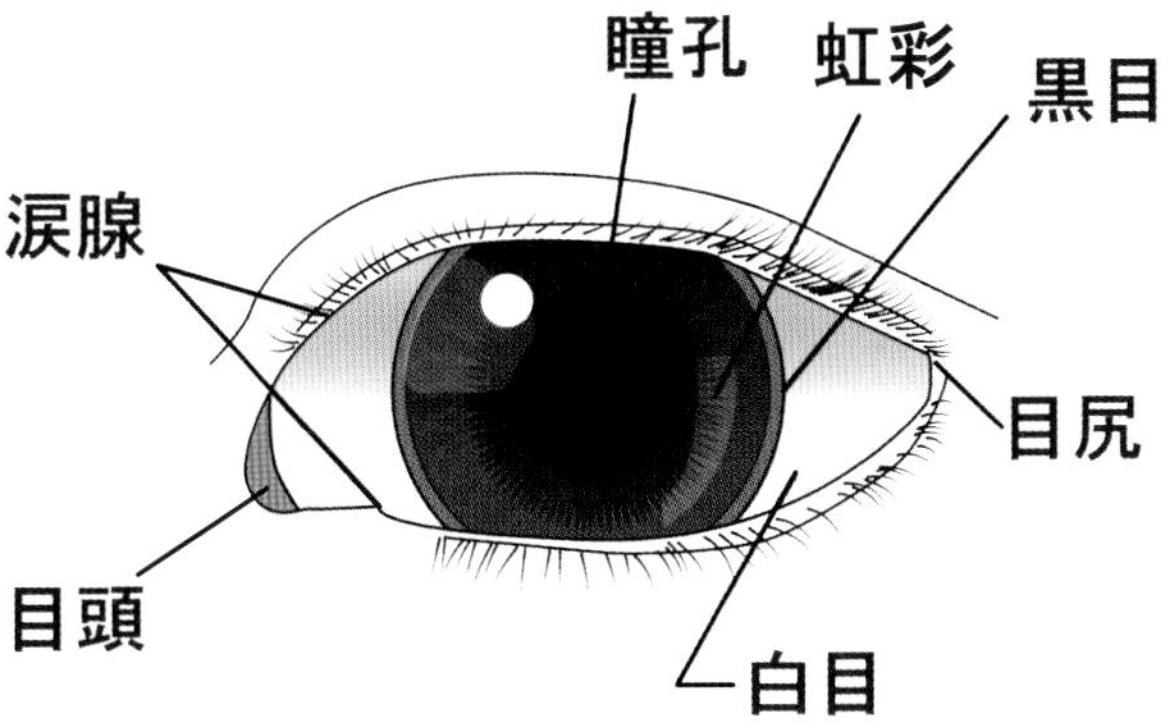

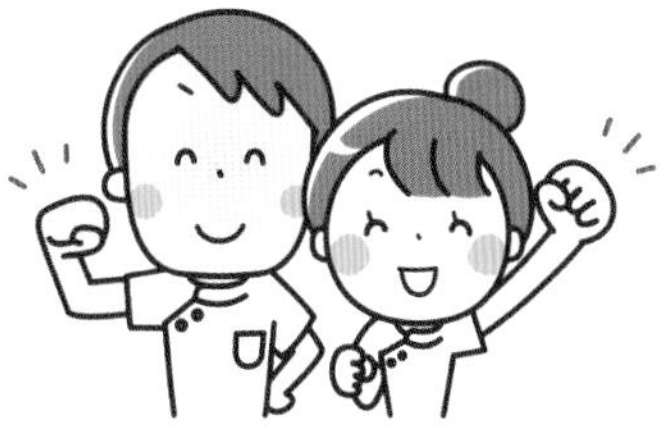

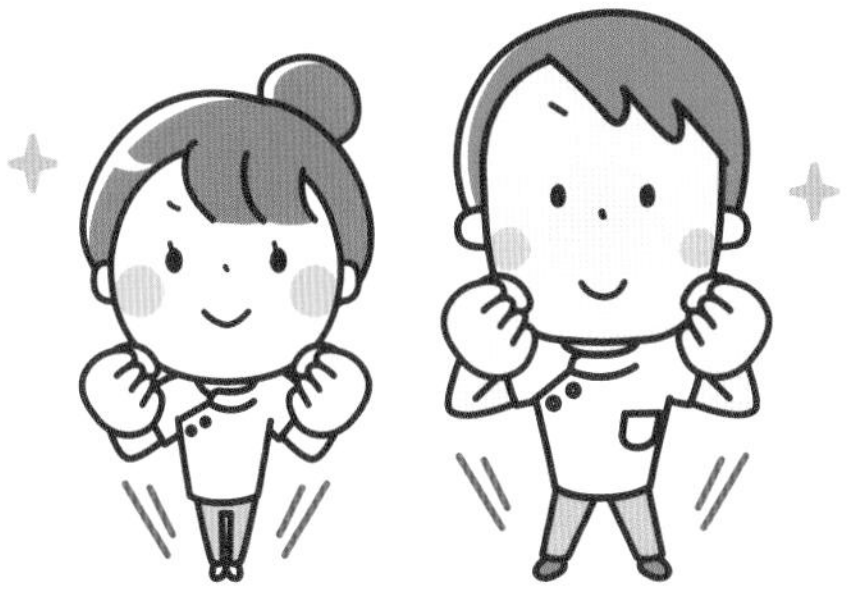

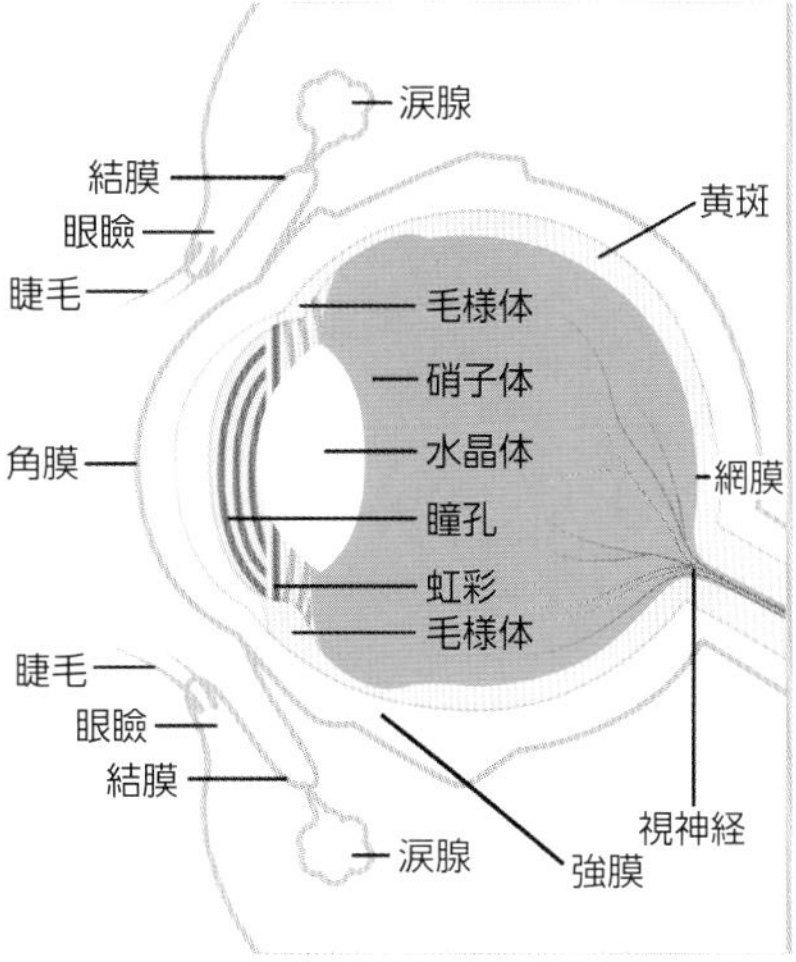

眼の仕組みとカメラの仕組み

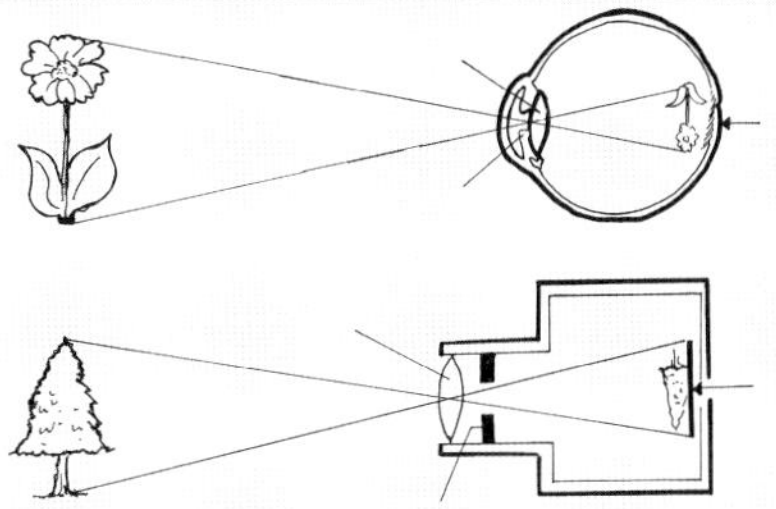

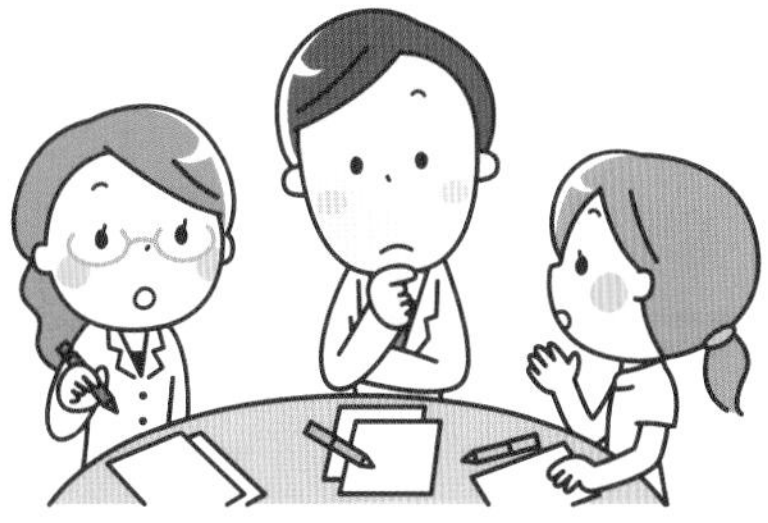

※眼は2つあるので立体感を出す

POINT!

健康維持のためには眼の構造を理解しておくことが重要です！

11 近視と遠視のしくみとメガネでの矯正のしくみ

◎近視

遠くの物が見えにくいということが、最大の症状です。強い近視の場合は、眼の中に黒いゴミのようなものや、数珠《じゅず》玉のようなものが飛んで見えることもあります。

近視は、その程度や種類によってすべて一律に扱うことはできませんが、長時間、眼を近づけた作業をしつづけた場合など、眼のレンズそのものが、近くを見る状態のままある程度固まってしまい、今度は遠くを見るときに戻らなくなってしまうことがあります。この初期の段階を仮性近視（偽近視）と呼んでいますが、この状態が長く続くと真性近視になってしまいます。

さらに真性近視は、屈折性近視（後天性の近視）と軸性近視の二つに分けられます。割合からいくと、屈折性近視のほうが圧倒的に多いといえるでしょう。近視の人は水晶体が厚くなったまま薄くならない状態にありますが、毛様体筋の働きを高めて、自律神経を強くするようにトレーニングしていけば、治すことは可能です。

◎遠視

遠視は大きく分けると、近視と同じように屈折性遠視と軸性遠視の二つに分けることができます。屈折性遠視は、水晶体の屈折力が弱いために像が網膜の後方に結ばれてしまうものです。軸性遠視の場合は、水晶体の屈折率は正常なのですが、眼軸が短いために像が網膜の後方に結ばれてしまうものです。

軽い遠視は、遠くの物が比較的よく見えます。近くの物もほとんど見えているのですが、近くを見るときには、正視眼の人よりも眼のレンズに力を入れて見ているため、大変疲れやすいといえるでしょう。そして、強い遠視になると、近くの物だけではなく遠くの物まで見えにくくなってくるのです。

人間の眼は、みんな生まれたときには実は遠視なのです。それが成長するに従い正視眼となっていき、小学校の一〜二年生頃に眼は完成されるわけです。ですから、多少遠視傾向の眼であったとしても、すぐにメガネをかけたりはせず、眼の発達を促すような環境に身をおいて視力回復に力を注ぐべきです。

遠視の人の眼は、眼球が少し小さめ（老いると縮む）の状態ですが、これも近視の人同様、毛様体筋と自律神経のトレーニングを積むことで、視力をある程度まで回復させることが可能です。

この他にも物が見えづらくなる症状に「乱視」や「老視」があります。

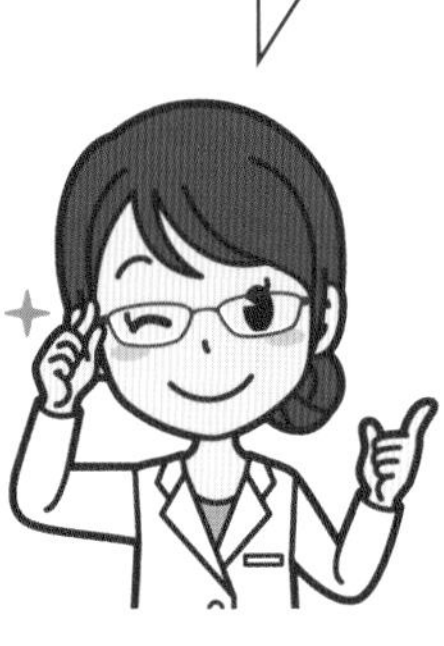

近視・遠視のしくみとメガネ

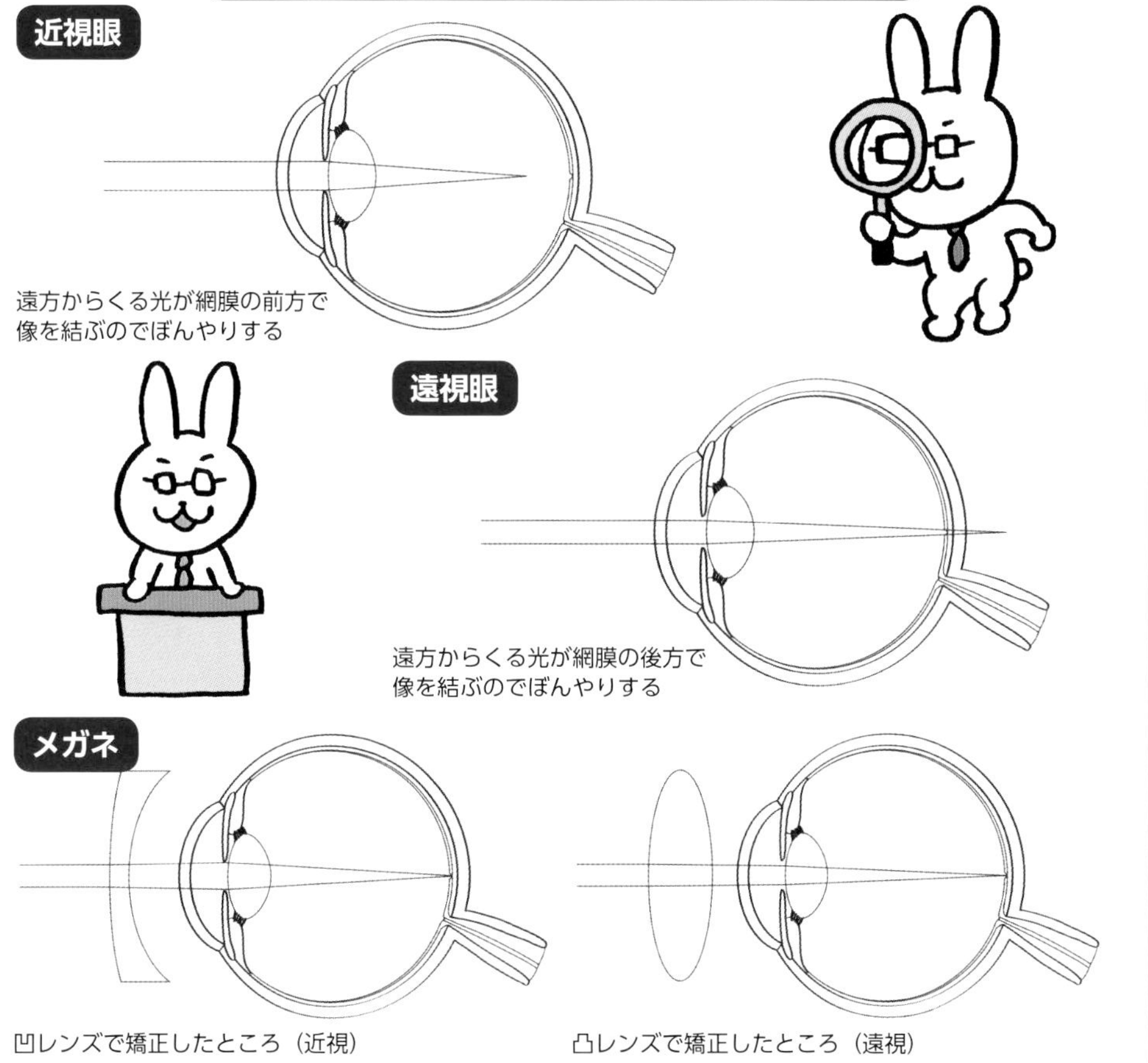

遠方からくる光が網膜の前方で
像を結ぶのでぼんやりする

遠方からくる光が網膜の後方で
像を結ぶのでぼんやりする

凹レンズで矯正したところ（近視）
凸レンズで矯正したところ（遠視）

乱視とは

遠くも近くも見えにくく眼が疲れやすいという症状です。乱視には、正乱視と不正乱視の二種類があります。正乱視とは、角膜の歪みによって起こる屈折異常です。不正乱視は、眼の病気や負傷などで角膜にくもりや傷ができ、それが原因で物がダブって見えたりするものです。

老視とは

高齢者になって新聞や本などが読みにくくなり、読むときに少し遠くに離してからではないと見えないというのが老視です。また、はじめは明るい所で読めても、少し暗い所になってしまうと、見えなくなるということもあります。

POINT!

メガネをかけるとなぜ物がよく見えるのか、メカニズムを理解しましょう！

知ってトクする眼の常識Q&A ②

照明が暗いと眼に悪いというのは本当なのか？

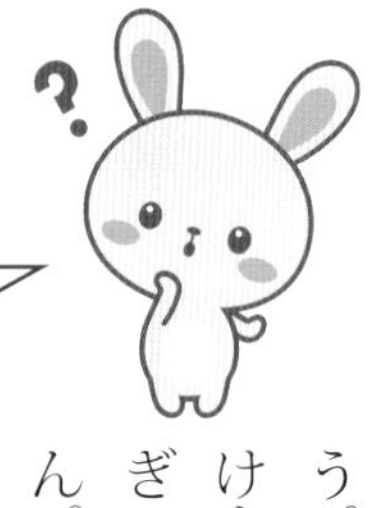

眼の健康を考えるうえで、照明は大切な要素の一つです。照明があまり届かない所で本などを読んでいると、眼によくありません。人間の眼は、物を見るときには光とともにその映像や色をキャッチしますから、光の量が少ないと像が結びづらいのです。ですから当然、眼にもそれだけ負担がかかって眼精疲労を招いてしまいます。

どんなに眼の健康な人でも、真っ暗な所では物体の色も形もまったくわかりません。私たちは物体を単純に眼だけで見ていると思っていますが、より正確にいうと、眼というレンズを通し、光によって脳で見ているのです。眼は物を見る場合、十分な光（明るさ）を必要としますが、健康な眼を保つためには、この明るさの度合い（照度と輝度）が問題になってきます。

光の量が弱すぎると眼精疲労を招きますが、強すぎてもかえって視神経を緊張させてしまい、網膜に照明障害を引き起こしてしまいます。ですから、強すぎる光や直射日光の下での読書などは、できるだけ避けるようにしましょう。また、子ども部屋の採光も考えなくてはいけません。直射日光が多量に入ってくる明るすぎる部屋は、照明同様、眼にはよくありません。**遠景が見える窓のある北向きの部屋が理想です。**さらに、物があちこちに置いてある狭すぎる部屋も、近い位置の物ばかりが眼に入ってくるため近視を助長します。

照明を使うときの注意点としては5点あります。①古い蛍光灯はチラつきがあるため、眼によくありません。②照明器具がほこりで薄黒く汚れていたりすると、部屋全体が暗くなってしまいます。③部分照明には、蛍光灯よりも白熱灯の光のほうが眼を疲れさせません。④電気スタンドの明るさは、三〇〇～五〇〇ルクスが適当です。強すぎても弱すぎてもいけません。⑤机の上に電気スタンドを置く場合、手の影ができないように利き腕と反対の位置に置きましょう。

室内の照明でも、まぶしさを感じる場合があります。これは、照明輝度が高すぎるために起こる現象です。

第2章

視力が回復する視生活のすすめ

12 近視は簡単な発見法でわかります

近視は早期に発見できます

日常生活において私たちの眼は、近くの物を見るときには水晶体が厚くなり、遠くの物を見るときには薄くなります。このように、水晶体が厚くなったり薄くなったりしているのは、毛様体筋と自律神経の働きがあるからです。

遠くを見つめているとき、私たちの眼の毛様体筋はゆるんでおり、水晶体の厚さは自然の状態です。このとき角膜から入ってくる光は、網膜（眼底）の位置でピントの合った、はっきりとした像を結んでいます。

ところが、近視の眼は水晶体が厚くなったまま薄くなりにくく、網膜の少し手前で像が結ばれてしまうために、遠くの物がぼやけて見えてしまうのです。

近視には、屈折度や屈折率の異常からくる屈折性近視と、水晶体の位置の異常や歪みからくる軸性近視があります。

◎近視の発見法…その①

本や雑誌を、眼から約三〇センチ離して5分間ほど読んでください。5分経ったらパッと顔を上げ、五〜一〇メートルほど先にあるポスターや看板の文字を見ます。これは、毛様体筋の活動機能をチェックするテストです。軽い近視状態がある場合は、一、二秒ではっきりと見えますが、視力が落ち込んでいると、見えるまでにかなりの時間を要します。

◎近視の発見法…その②

近視の人が、よく眼を細めて遠くの物を見ようとしていることがありますが、あれは焦点深度を深くしなければ物がよく見えなくなっているからです。

身近にある物、たとえば、穴のあいた5円玉や50円玉を眼に当てて遠くを見ます。そして、次にそれを眼からはずして同じ所を見てみます。

何もない状態で見るときよりも、何かでのぞいたときのほうが見やすいのであれば、近視の始まりと思わなければなりません。

◎近視の発見法…その③

正視眼の人であっても、明るい所よりも暗い所のほうが視力が低下してしまいます。くもりの日にオフィスや教室などで、部屋の電気をつけた状態のときと、消した状態のときとで遠くを見比べてみてください。明るい部屋で見えていた物が、部屋が薄暗くなることによって見えなくなったとしたら近視の前兆です。

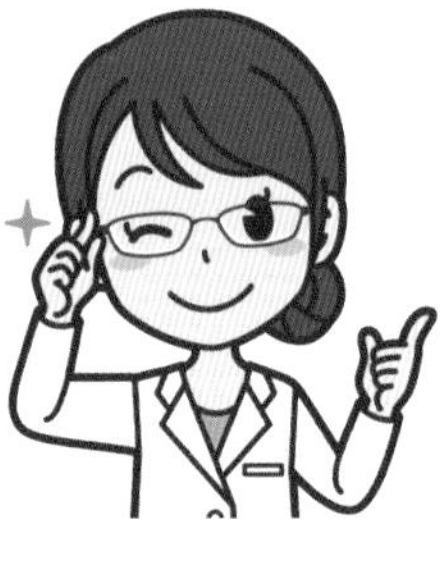

近視の発見法

その①

1 本や雑誌を眼から約30センチ離して5分ほど読む
2 5分経過したら顔を上げてみる
3 5～10メートル先の文字を見つめてみる

視力が落ちていると見えるまでにかなり時間を要します

その②

身近にある5円玉や50円玉の穴のあいたものを眼に当てて遠くを見ます。
次にそれを眼からはずして同じ所を見ます

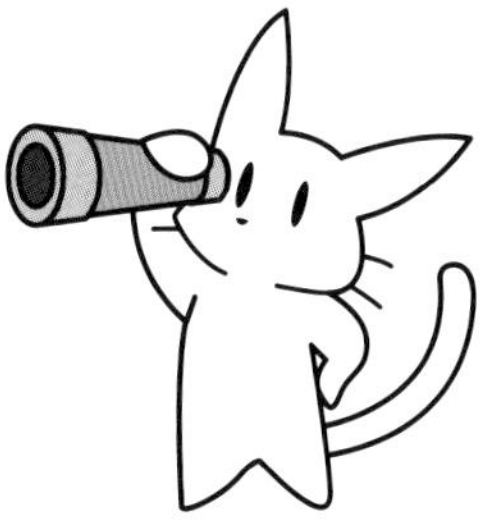

のぞいたときのほうが見やすい場合は近視の始まりです

その③

夕方、うす曇りの部屋の電気をつけたときと消したときを比べてみます

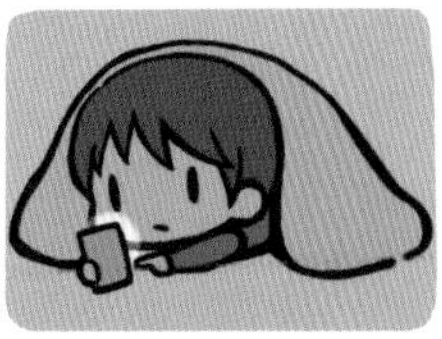

部屋がうす暗くなることで見えづらくなったら近視の兆候です

POINT!

近視になってしまう前兆は誰でも簡単な方法で発見することが可能です！

13 乱視・遠視・老視は簡単な発見法でわかります

簡単にできる乱視の発見法

◎乱視の発見法…その①

正方形の白い紙の中心に一つの正円を描きます。そして、その円の中心で線が交わるように、八本の同じ太さの直線を、同じ角度（二二・五度）で放射線状に描きます。出来上がったらそれを壁に貼り、三メートル離れた所から紙を片眼ずつ見ます。

中心の円が楕《だ》円に見えたり、また部分的に線の太さが違って見えたら、乱視の可能性があり要注意です。

◎乱視の発見法…その②

夜、街に出て、街灯や月を見てください。光輝いている街灯を直視して、ダブって見えたりしませんか？ それからしばらくして普通の映像としてとらえるまでに、三～五秒以上かかるのであれば、乱視の兆候があります。

簡単にできる遠視の発見法

室内で壁に貼ってあるカレンダーを、まず四メートル離れて見てみましょう。はっきりとその数字が読み取れたならば、次に距離を三メートルにして見てみます。そして、次は六メートル離れて行ってみます。

どの距離で見たときが、いちばん数字がはっきりとしたでしょうか。最初の四メートルで見たときに比べ、六メートルで見たときのほうが、よりはっきりとしたというのであれば遠視の疑いがあると思われます。

簡単にできる老視の発見法

◎老視の発見法…その①

電車通勤をしている人は、通勤電車の行き帰りに車内の中吊り広告を見てみましょう。もし遠くの広告がはっきりと見やすく、自分に近い手前の広告が見づらい場合は、老視の疑いがある可能性があります。

◎老視の発見法…その②

新聞や本を読むときに何気なく腕を伸ばして、文字を眼から遠ざけてはいないでしょうか。その距離が四〇～五〇センチ以上の場合は老視といってもいいでしょう。

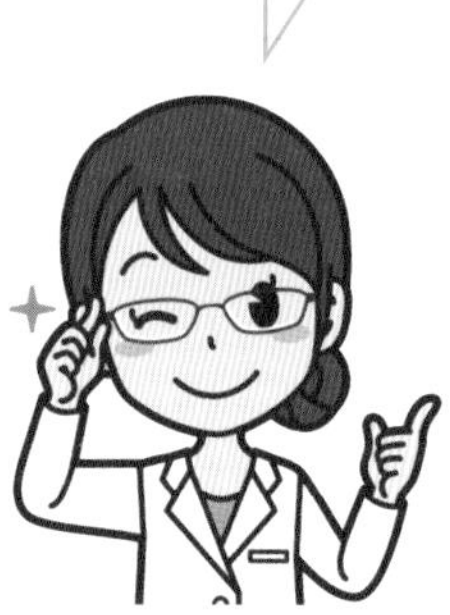

乱視の発見法

その①

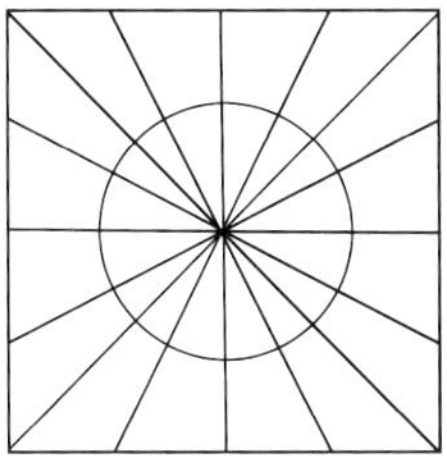

【図A】

【図A】のような表を作成し、それを壁に貼ります。3メートル離れたところからその表を見つめてみます

中心の円が楕円に見えたり部分的に線の太さが違うように見えたりしたら乱視の可能性があります

その②

夜街に出て、繁華街の街灯などを見てみる

→ **街灯を直視してダブって見えたりしたら乱視の疑いありです**

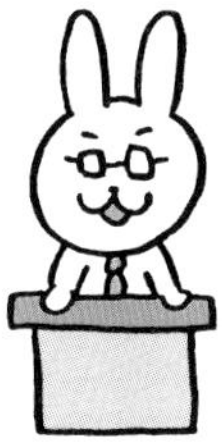

遠視の発見法

室内に貼ってあるカレンダーを4メートル離れて見つめます。ハッキリ見えたら、3メートルに近づけたり5メートルに離れたりします。離れたほうが見やすい場合は遠視の疑いがあります

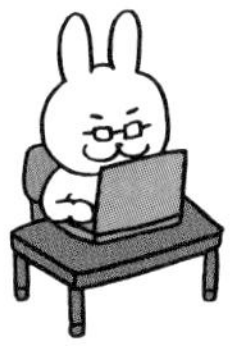

老視の発見法

その①

電車内の中吊り広告を眺めてみて、遠くの広告のほうがハッキリ見える場合は老視の疑いがあります

その②

新聞や雑誌を読むときに何気なく文字から眼を遠ざけて読んだほうが読みやすいときは、老視の疑いがあります

POINT!

乱視・遠視・老視になっているかは自宅で簡単に発見することができます！

14 眼の病気にかかっているかどうかは簡単に見分けられます…その①

簡単にできる白内障の発見法

◎白内障の発見法…その①

太陽の光をまぶしいと感じたり、室内においても照明の明るさが眼にチラつくことがあるとき。眼が光に対して妙に敏感になり、乱反射しているように感じたら白内障の疑いありと思ってください。

◎白内障の発見法…その②

近くの物（本など）を見ると、眼が非常に疲れることはありませんか。隣の人の顔がぼやけて見えたり、手持ちのメガネをかけても、はっきりと物が見えないときは要注意です。

◎白内障の発見法…その③

以前に比べると明るい所が見えづらくなり、薄暗い所がよく見えるようにはなっていませんか。光に対しては猛烈にまぶしさを感じるのに対し、薄暗い所ではあまり眼も疲れず、本なども楽に読める場合は、白内障の疑いは濃厚です。

簡単にできる緑内障の発見法

◎緑内障の発見法…その①

夜中トイレに起きたときなど、部屋の照明をつけて、そのまわりに虹のようなもの（色のついた輪）を見たりしたことがあるとき。この虹の輪は、緑内障特有のものです。

◎緑内障の発見法…その②

過労が続いたときなど、頭痛がして眼に緊張状態（硬いなどの症状）が現れたことがあるとき。眼をさわってみて硬いなと感じたら要注意です。

◎緑内障の発見法…その③

以前に比べて、視野が狭くなったと感じたとき。緑内障は、片眼だけ発病することもあるので、普段から自分の視野を確認しておく必要があります。

簡単にできる色盲・色弱の発見法

◎色盲と色弱の発見法

まず身近にあるものの色が、はっきりと見えて区別できるかどうかを試してみましょう。信号機などの場合は、赤と緑がはっきり区別できますか。もし区別できないようであれば、それは色盲です。

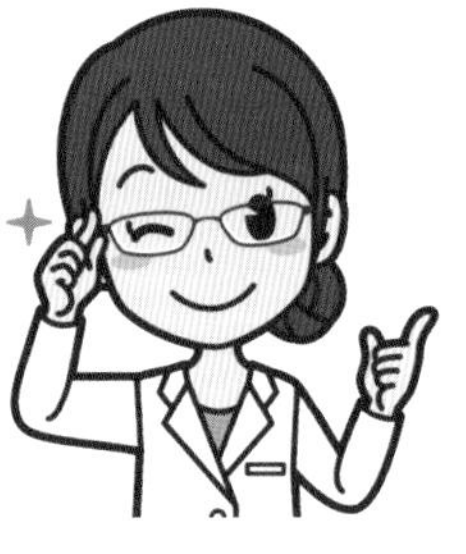

正常な目と白内障

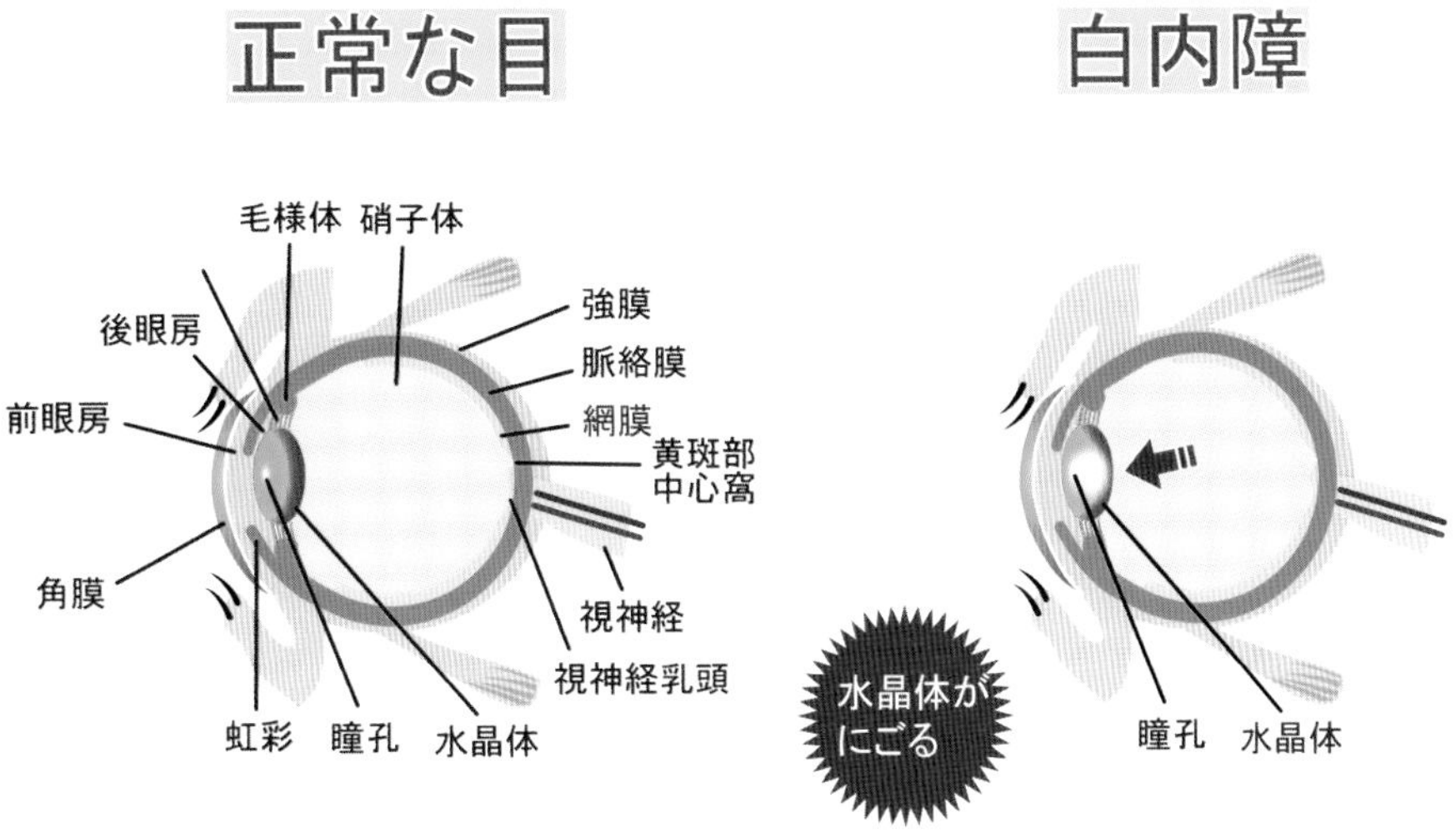

正常な目と緑内障

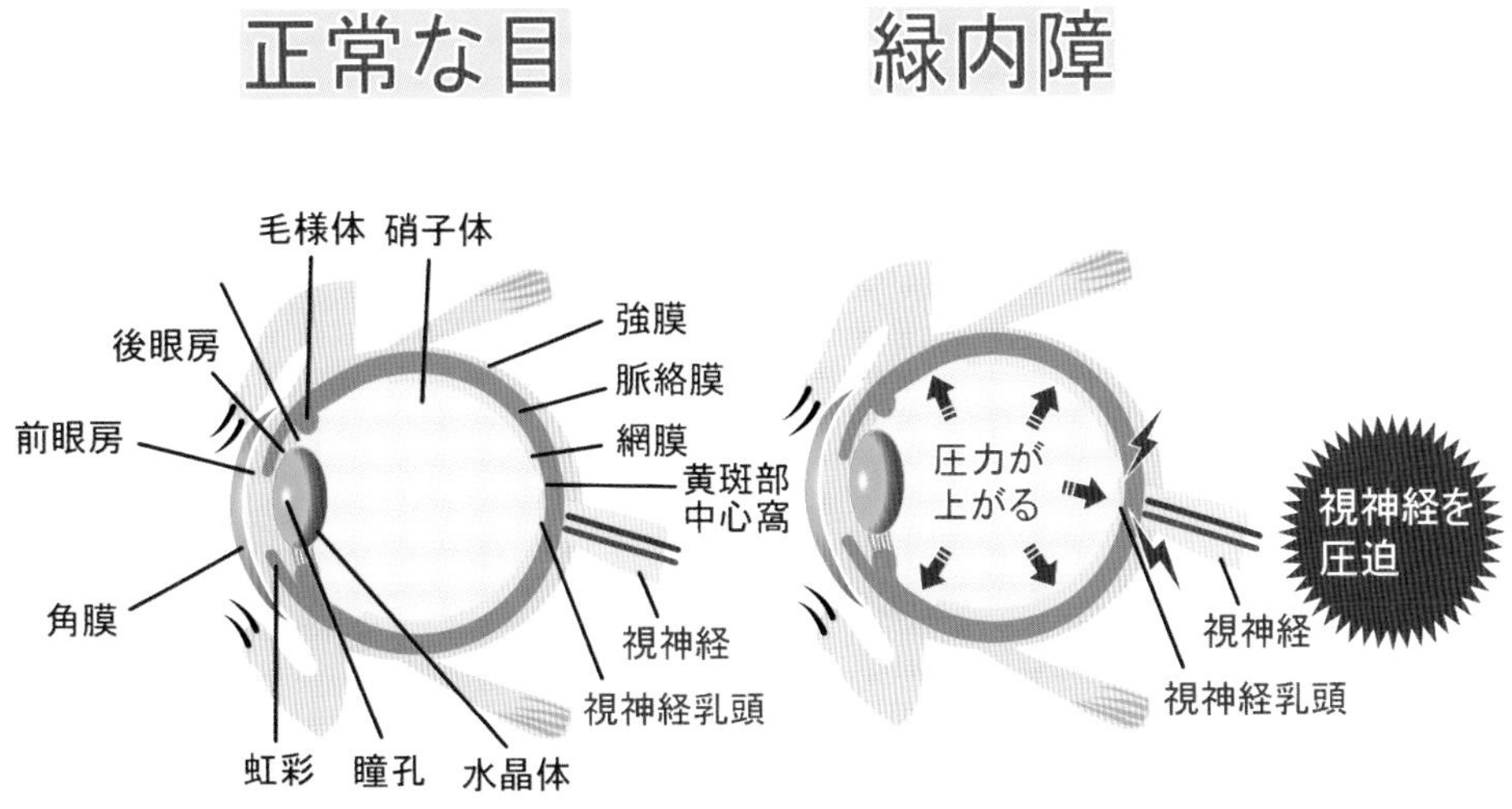

POINT! 白内障や緑内障を早期発見するには、症状が出る前兆を見逃さないように！

15 眼の病気にかかっているかどうかは簡単に見分けられます…その②

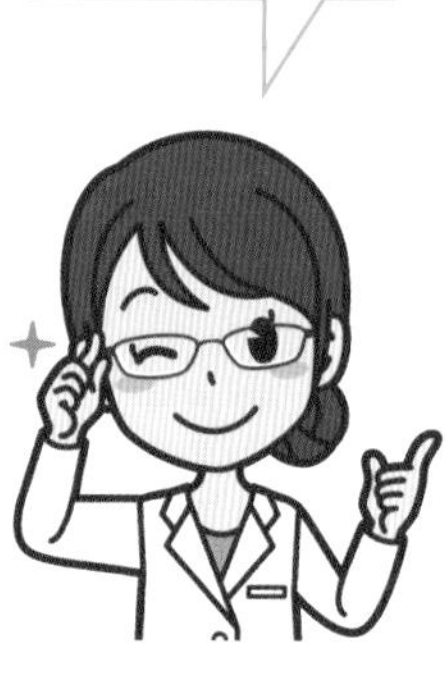

簡単にできる網膜剥離症の発見法

◎網膜剥離症の発見法…その①

小さな蚊のような物体や、細い糸状のような物体が眼の前をチラついたりして見えるとき。これは「飛蚊症」と呼び、網膜剥離が起こる前兆として現れる症状です。ゴミのような影が以前よりも多くなったら網膜剥離を疑ってみてください。

◎網膜剥離症の発見法…その②

視野が全体に狭くなったり、視野が欠けたり感じたとき。症状は片眼だけの場合もあるので気づくのが遅れるケースが多いようです。

◎網膜剥離症の発見法…その③

顔を洗っているときなど、指先でまぶたの上から眼球をさわってみましょう。以前よりも柔らかくなりすぎていたら要注意です。

◎網膜剥離症の発見法…その④

電気を消して眼をつぶり二〜三分後に静かに眼を開け、暗やみの中でもピカピカ光った物が見えたら「光視症」が疑われます。それは網膜剥離の前兆です。

簡単にできる斜視と弱視の発見法

◎斜視と弱視の発見法…その①

自分の顔の前に鏡を置き、鏡と顔の中間に指を一本突き出し、爪の部分を見つめます。自分の眼の状態を観察したら次に指を動かして移動させ、視線だけを動かして見つめます。眼の状態が【図A】のような場合は斜視であるといえます。

◎斜視と弱視の発見法…その②

簡単な視力表を自分で作りそれを壁に貼って離れた所から片眼ずつ検査します。片方の眼だけが著しく視力が低かったら、弱視の疑いがあります。

簡単にできる夜盲症の発見法

◎夜盲症の発見法…その①

薄暗くなると視力が急激に落ち、本や新聞などの文字が見えづらくなったり、足元がおぼつかなくなってきたりしたら注意です。それは夜盲症の兆候があるといえます。

◎夜盲症の発見法…その②

道を横断しようとして、走ってきた車に気づかずぶつかりそうになったり、道で知っている人とすれ違っても、まったく気づかなかったと感じたとき。①の経験に加え、②の経験がもしあれば「網膜色素変性」という病気が考えられます。

【図A】

斜視 — 鏡を見て実験してみよう

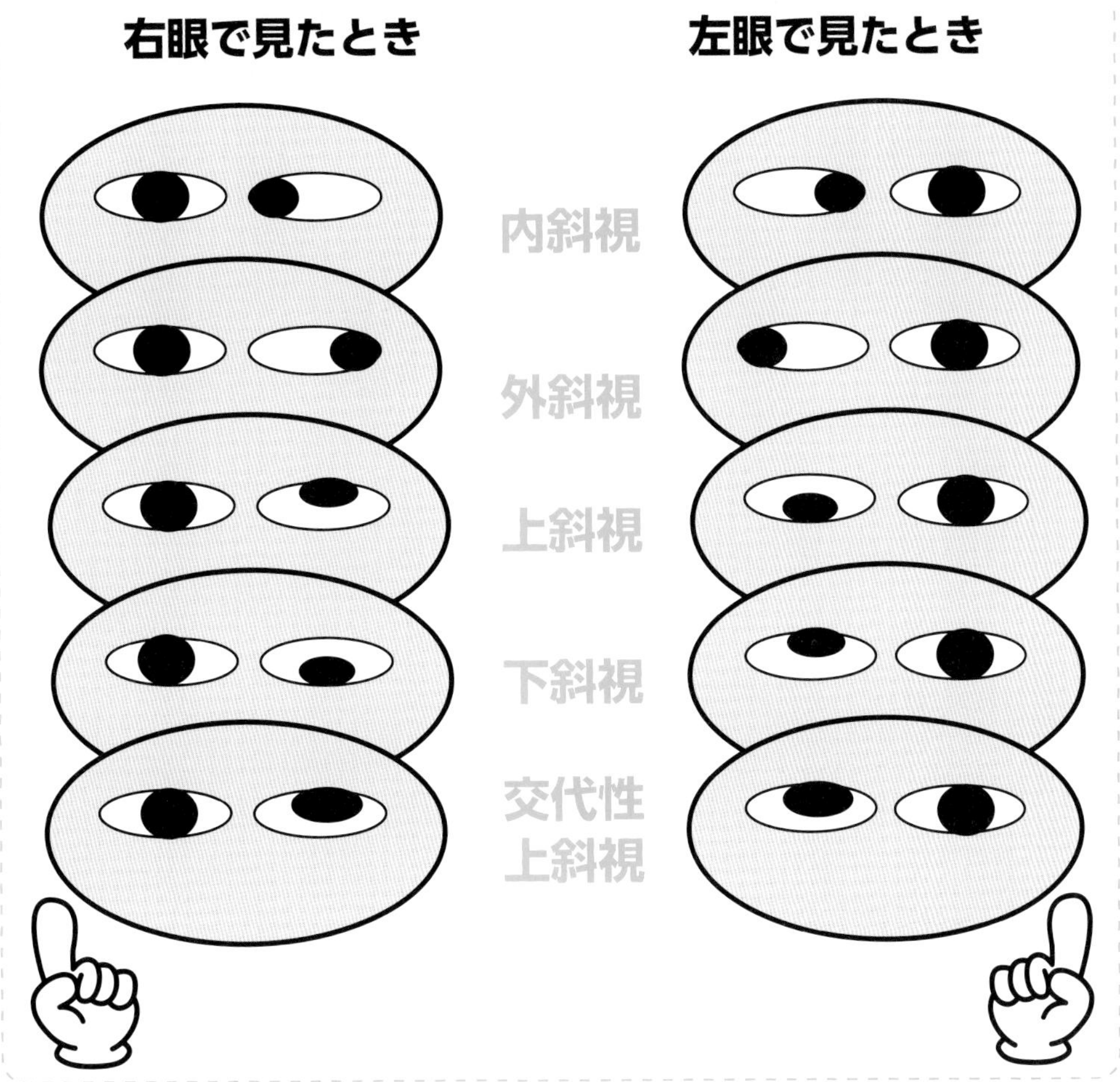

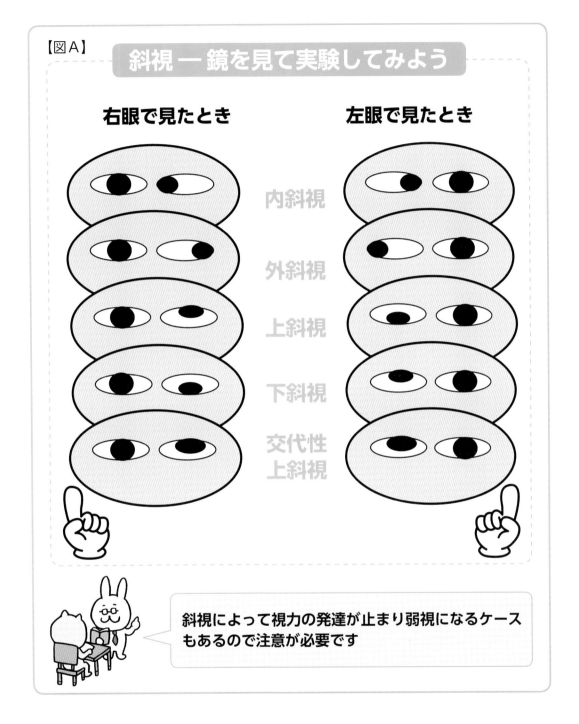

斜視によって視力の発達が止まり弱視になるケースもあるので注意が必要です

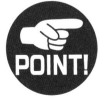

POINT! 斜視や夜盲症、網膜剥離などは自宅でもわかりますが専門医に相談のこと！

16

6つのSを改善することが視力回復への第一歩

眼の健康を守る6つのS

眼を大切にするために重要な生活習慣〝6S〟があります。これを守りながら毎日の生活を続けていきますと眼の健康を守るのと同時に、視力回復への第一歩にもつながります。

56ページでも紹介しますが、フタワソニックを投射するときにより効果がのぞめます。

★1S—睡眠……睡眠不足になると眼に疲労がたまり、その結果視力が落ちてしまいます。日頃から規則正しい生活を送るとともに、十分な睡眠をとるように心がけることが重要です。

★2S—姿勢……サルの首を毎日二〜三時間ずつ前に曲げておくと、約半年で近視になるという報告があります。首すじ・背すじを伸ばし、正しい姿勢を保ちましょう（スマホネック予防）。

最近はスマホやパソコンの普及で身体に知らずに負荷をかけてしまう、すなわち姿勢の悪い状態で作業を続けてしまう傾向が強いものです。意識的に正しい姿勢を保つことは、健康的は眼にも大きく影響を与えます。

★3S—照明……室内と机上の照明の差があまりないようにし、蛍光灯の光が直接目に入らないようにしましょう。蛍光灯のチラッキが眼にとっていいものではありません。

★4S—食生活……偏った食生活は、身体に悪影響を与え、近視体質をもたらします。バランスのとれた食事で強い体質を作ることは、眼を守る上で大切なことです。たとえば砂糖など甘いものや清涼飲料水は、カルシウムを消費し、体外に排出しますので、カルシウム不足を起こし眼球が弱くなります。また酒・タバコの飲みすぎは、ビタミンB_1不足を招きます。一度食生活を見直してみるのも大切です。

そして眼に必要な栄養素を含む食品を積極的に摂り入れたいものです。栄養素が欠けるとなりやすい眼の病気と、栄養素が含まれている主な食品を6頁にまとめておきました。

★5S—スポーツ……眼も身体の一部です。運動もしないで眼だけ酷使するのはよくありません。毎朝のウォーキングなどは健康的な眼の維持にもつながります。

★6S—ストレス……イライラや不安、気分の落ち込みなどによるストレスの蓄積は眼の健康にとって最も大敵の一つです。気分転換を図ったり適度な運動でストレスをためないようにしましょう。

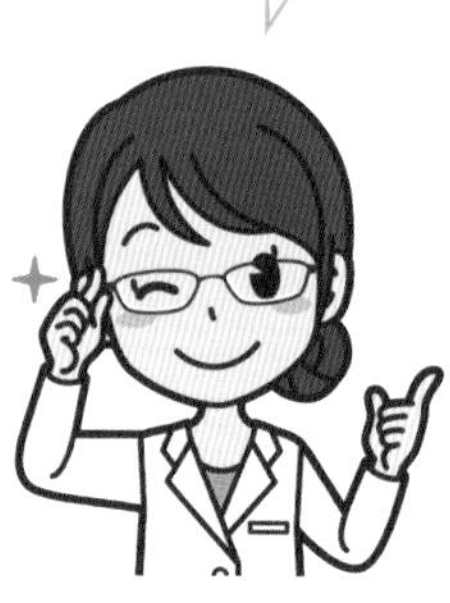

眼の健康を守る6つのS

1S　睡眠

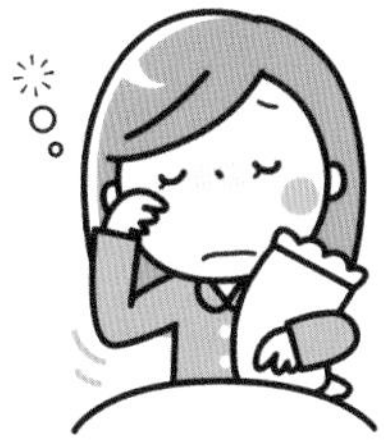

2S　姿勢

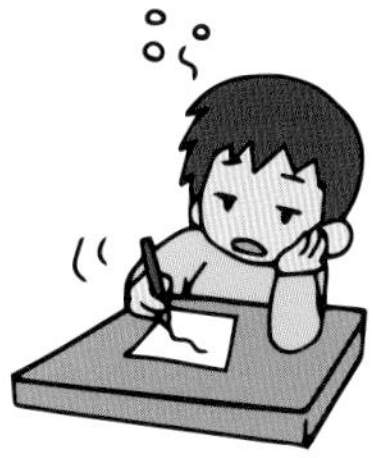

3S　照明

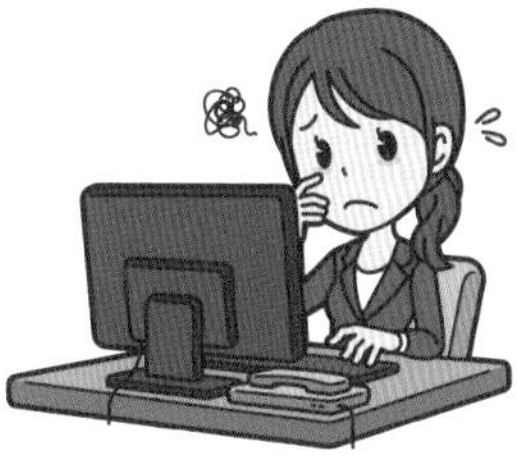

4S　食生活

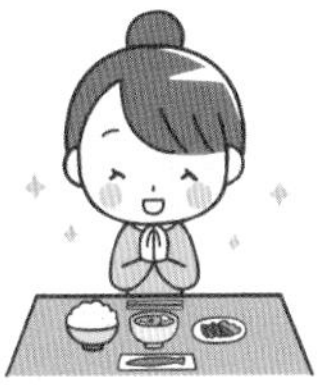

5S　スポーツ

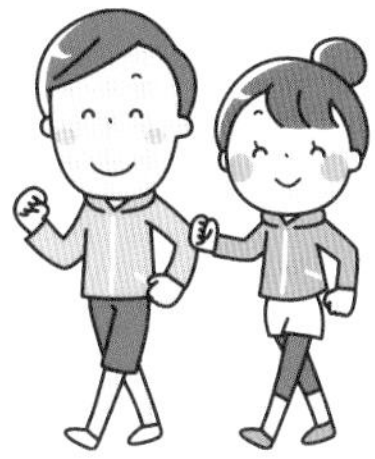

6S　ストレス

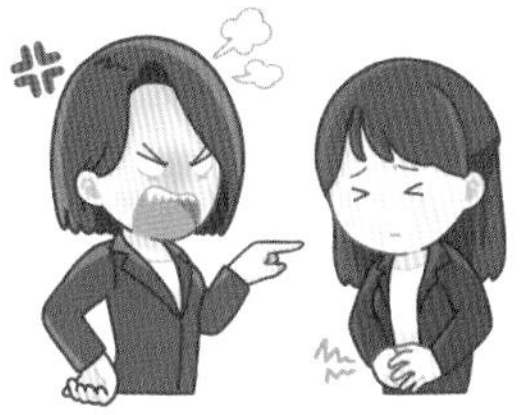

1S　睡眠	日頃から規則正しい生活とともに十分な睡眠は必要です
2S　姿勢	正しい姿勢で作業をすることは眼の健康につながります
3S　照明	スマホなどを、暗いところでの作業は眼にはマイナスです
4S　食生活	眼の健康を保つためには必要な栄養素を摂る必要があります
5S　スポーツ	適度な運動が健康的な眼の維持を続けることになります
6S　ストレス	ストレスは眼にとって大敵です。ストレスをためないように工夫しましょう

POINT!

眼の健康を守るために重要な生活習慣“6S”を守り続けることは大切です！

17 一日5分で効果が出る簡単な視力回復法…その①

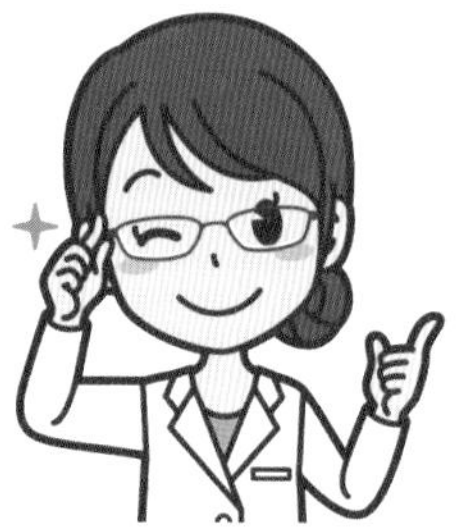

視点置換法

正視眼（正常な視力を備えている眼）の人は、何かの物体を見たとき、無意識のうちに視点を動かし、その物体の中心部を順に探りあて、物体の全体像を眼と意識によって形づくっていきます。

ところが視力の悪い人は、物体をじっと見つめるクセがありますから、正視眼の人のように視点を小刻みに動かしながら、物体の全体像を眼で感知することができません。

この悪いクセを取り除くことを目的としたトレーニングが視点置換法です。これは物体を見つめる場合、一ヵ所だけを見つめずに、視点をおき換えてその周辺の様子を眼で読み取る訓練です。

たとえば人間を見るとき、口もとや眼などの相手の顔の一点だけに視点をおくのではなく、髪型や服装といったその周辺にも注意を向けて、全体像を形づくっていきます。

このように、小刻みに視点移動の訓練を繰り返すことで、一点集中型の眼のクセは直り、視力は徐々に改善されていきます。

遠近回復法

人間の眼には自由に遠くの物を見たり、近くの物を見たりする力が備わっています。この近くから遠くを見る力を「遠方視力」といい、逆に遠くから近くを見る力を「近方視力」といいます。私たちの眼は、普段この二つの力が同時に働いているために、遠近両方を自由に見ることが可能になっているわけです。

未開社会に生きている人の眼と、文明社会に生きている私たちの眼を比べてもわかるように、遠くを見つめる機会が少なくなった私たちの眼は遠方視力がかなり衰えています。そうして近いところばかり見る傾向の多い文明人のなかには、知らず知らずのうちに、近視になる人たちが異常に増えてしまいました。

このトレーニングでは、一見退化したとも思える、遠方・近方両方の視力を鍛えて両方のバランスをとることで視力をアップさせることが目的です。

勉強やテレビといった近業のあとは外に出て、遠くを見る習慣をつけます。昼間であれば空の雲、夜間であれば夜空の星というように、できるだけ遠くを見るように心がけましょう。一日5分間、じっと遠くを見つめる習慣を持つことで視力はかなり回復します。

視点置換法

正常な視力の人

物体の全体像を
感知することができる

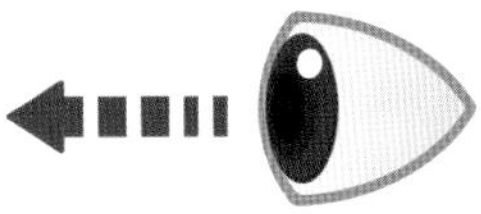

視力の悪い人

物体の全体像を
感知することができない

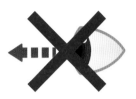

**小刻みに視点移動の訓練を繰り返すことで、
眼のクセを修正し視力は徐々に改善されていきます！**

遠近回復法

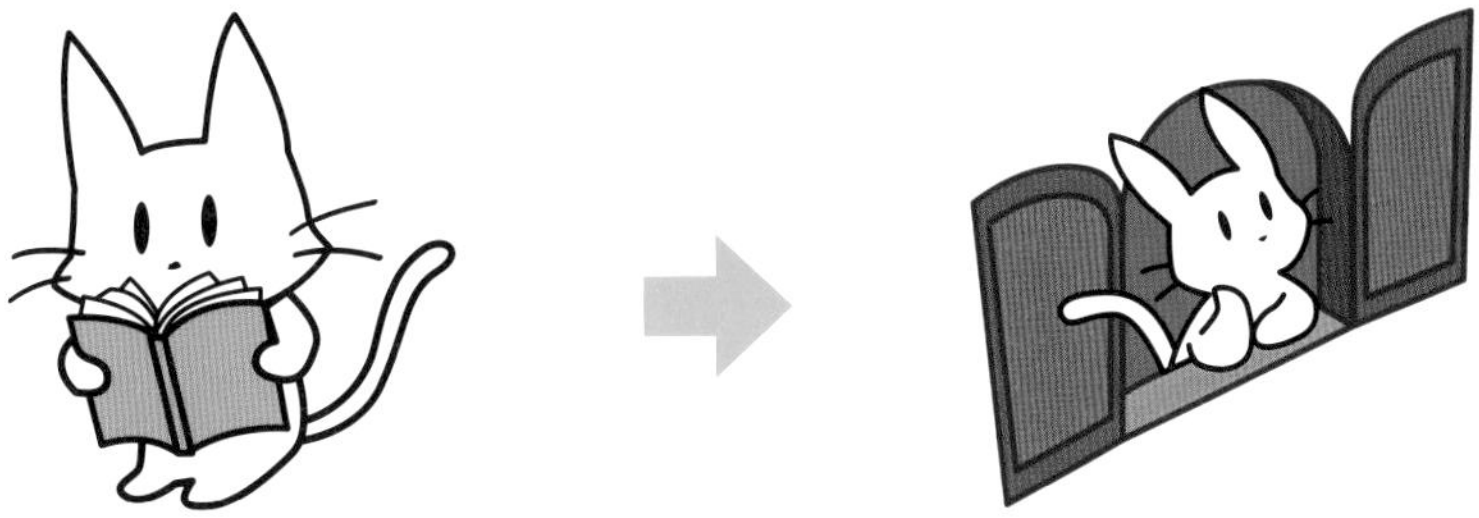

勉強など眼に負担をかける　　遠くを見る習慣をつける

**遠方と近方を見る力を鍛えることにより
視力を回復することが可能になります！**

POINT!

1日たった5分程度のトレーニングで
眼の健康を守ることができるのです！

18 一日5分で効果が出る簡単な視力回復法…その②

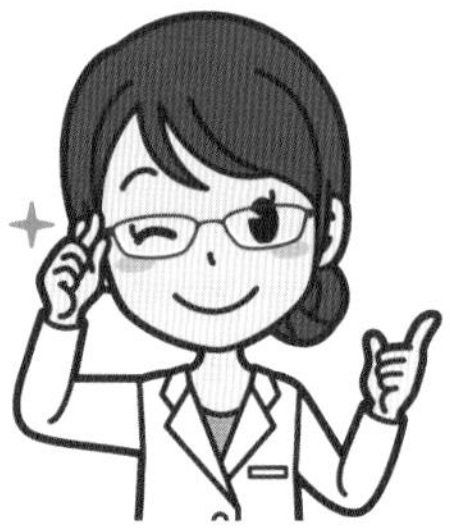

日光浴回復法

まぶたを閉じた状態で一回5分間ほど、ゆったりとリラックスした気分で日光に向かいます。このとき、顔を五～六センチの幅でゆっくり左右に振るとより効果的です。

次に片方の手のひらで一方の閉じた眼をおおい、もう片方の眼を静かに開いて太陽を見つめ、まばたきを数回繰り返します。このときも、頭を左右にゆっくり振りながらやるとさらに効果的です。

これを2分間ほど続けたら、もう一方の眼に変えてください。あとは、同じ要領で繰り返します。なお、眼を変える際には、太陽の残像がすっかり消えてしまうまで手のひらで眼をおおっておきましょう。

まばたき回復法

まばたき回復法は、パチパチと数秒間強めにまばたきをしたら、4～5秒間ほどまぶたを閉じます。

この動作を1～2分間繰り返し、一時間ごとに行います。たとえば、学校であれば、休み時間に行うように習慣づけるとよいでしょう。

まばたき回復法は、眼球の血行を促し、感覚や知覚の働きをよくします。

とくに細かい近業を続ける人などは、眼の疲れを取るにはよい方法なので習慣にしてください。

冷水・温感回復法

朝起きて顔を洗うとき、きれいな水を入れた洗面器の中に顔をつけ、その水の中で眼を開けたり閉じたりする方法です。

私たちが眠っている間は、眼もその機能を休めています。

つまり、睡眠中に眼も休息することで血液の流れをスムーズにし、眼のこりを取っているわけです。ですから、朝目覚めたときには、血行がよくなった眼は温かくなっています。

この冷水回復法は、その温かくなっている眼を冷やして刺激することで、さらに眼の血液の流れや房水の流れをよくし、機能そのものを活発にするものです。

冷水の中でまばたきする回数は、約三〇回。しかし、このときもきれいな水を使用しないと逆効果になりますので注意してください。

日光浴回復法

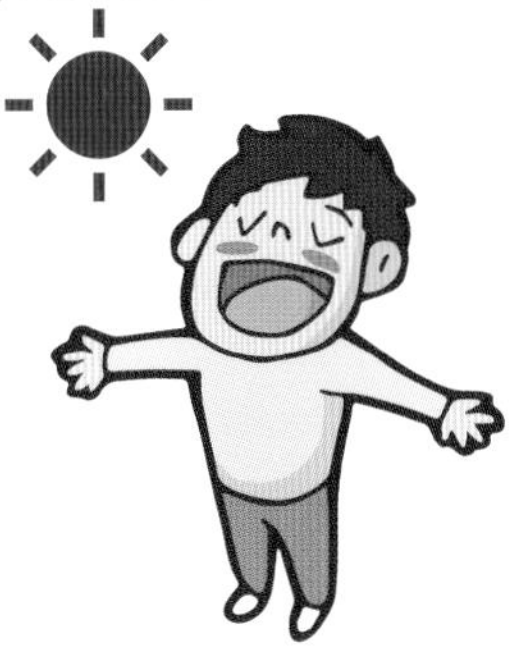

1 まぶたを閉じ5分間ほど日光に向かいます
2 片手で閉じた眼をおおい、片方の眼をゆっくり開けまばたきをします
3 約2分間続けたらもう一方の眼をおおい、片方の眼をゆっくり開けまばたきをします

※注意　日光を見るのであって太陽は直視してはいけません！

まばたき回復法

1 パチパチと数秒間強めのまばたきをする
2 4～5秒間ほどまぶたを閉じる
3 この動作を1～2分間繰り返します

※注意　細かい近業を続ける人には効果的です

冷水・温感回復法

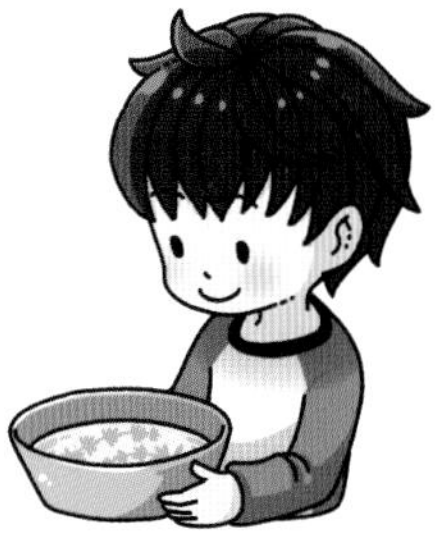

1 きれいな冷たい水を入れた洗面器の中に顔をつける
2 水の中で眼を開けたり閉じたりします
3 冷水の中でまばたきを約30回繰り返します

※注意　洗面器の中の水は必ずきれいな水を使用してください

POINT! 日光浴やまばたきを効果的にするだけでも眼の健康は維持できます！

19 一日5分で効果が出る簡単な視力回復法…その③

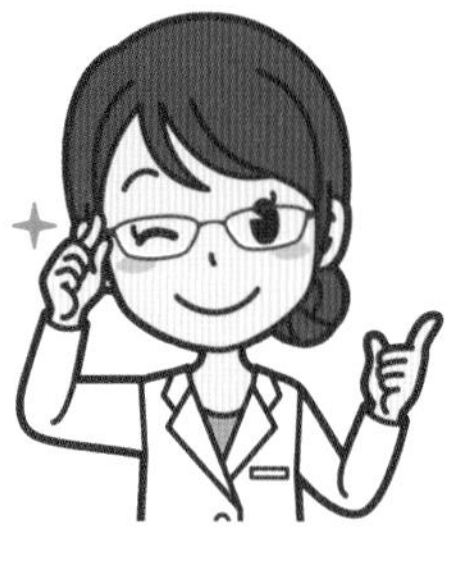

揺り動かし回復法

この方法には、ショートスウィング法とロングスウィング法があります。

◎ショートスウィング法

外の景色が見える窓際に窓を開けて立ちます。足幅は、だいたい肩幅と同じくらいにとってください。眼は、まっすぐに前方の景色を見つめます。そして、変わる変わるゆっくりと、左右の足に体重を移動させながら体を揺すります。右に体を揺すると、遠方の景色は左に移動するように見えます。逆に左に揺すると、景色は右に移動するように見えます。これは見せかけ上の運動です。数回スウィングを繰り返したのち、左右に体を揺すりながらゆっくりと眼を閉じます。そして、頭の中に今まで見ていた景色の見せかけ上の運動を描いてください。それから、スウィングを続けながらゆっくりと眼を開けて遠方の景色を見ます。

◎ロングスウィング

足幅は一五センチくらいとって、体を左右に回転させるように振ってください。右に体を振ると、左足のかかとが上がります。逆に左に振ると右足のかかとが上がります。頭と脳は、体の動きにまかせて上半身を一八〇度、弧を描くように大きく回転させます。体の力を抜いて力まずにやってください。また、このとき眼に入るまわりの景色は意識しないことです。

洗顔マッサージ回復法

洗顔マッサージ回復法は、眼のまわりのツボを刺激して血行を促す方法です。

まず、眼を閉じて顔を洗うときのように両手で顔をおおいます。すると、自然に指先が眉毛の少し上に出ます。この状態で少し指に力を入れ、指をやや開きかげんにしたまま顔を洗うように手のひらを静かに上から下へと動かします。

意識をリラックスさせながら、この運動を二〇回繰り返します。

呼吸法による回復法

最近の人たちは、一般的に呼吸が浅い傾向にあります。呼吸は、体内に新鮮な酸素を取り入れる働きと、体内の炭酸ガスを含んだ古い空気を吐き出す働きがあります。視力は血液中の酸素の量と密接な関係があります。一回の呼吸でできるだけ深く酸素を吸い込み、そして十分に吐き出すように心がけてください。

揺り動かし回復法

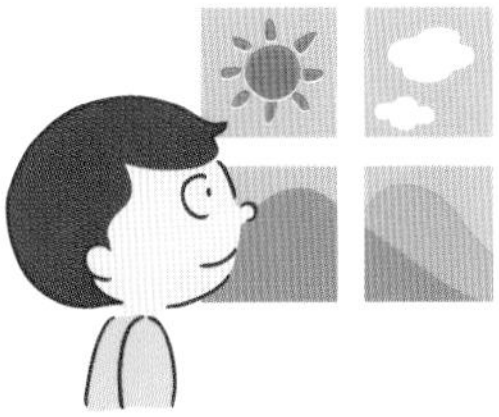

◆ショートスイング法
足幅を肩幅と同じくらいにして外の景色が見える窓際に立ち景色を見ます。次に眼を閉じ、左右の足に体重を乗せ体をゆすり、ゆっくりと眼を開け遠方の景色を見ます
◆ロングスイング法
足幅を15センチくらいにし体を左右に振り、体の動きにまかせて弧を描くように回転させます

洗顔マッサージ回復法

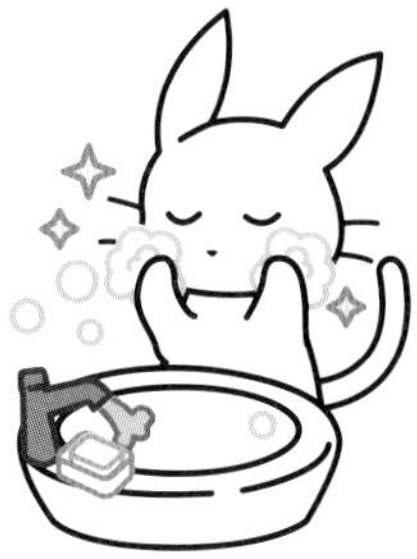

1 眼を閉じて両手で顔をおおいます
2 眉毛の少し上に指先が出ます
3 指に力を入れ、指を少し開きかげんにして顔を洗うように手のひらを静かに上下に約20回程度動かします

呼吸法による回復法

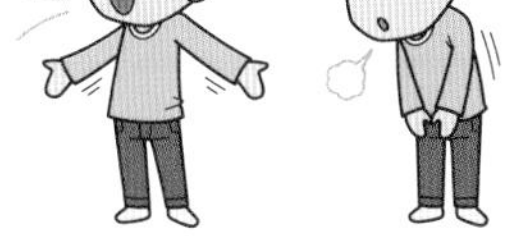

新鮮な酸素をたくさん含んだ血液が眼球にいきわたらなかったり、十分な栄養分が送られていないと眼精疲労や近視を促進させることになります

POINT!
トレーニングで視力を回復させる方法があることを知っておきましょう！

知ってトクする眼の常識Q&A ③

悪い姿勢は近視の原因になりやすいというのは本当？

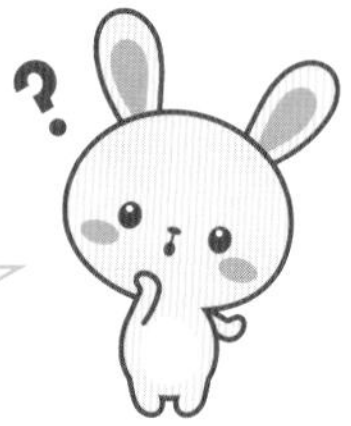

日常生活のなかで、食生活や照明と並んで気をつけなければならないのは姿勢です。よく本に眼を近づけて読んでいる子どもがいますが、これは幼児期に間違って身につけてしまったクセの延長であることが多いのです。

幼児期（三〜四歳頃）は、まだ視力そのものが完全にできあがっていないために、なかなか物との距離感をつかむことができません。このような時期に文字を眼に近づけて読んでいると、そのまま習慣化してしまうことが多いのです。

幼児はとくに机に向かって本を読む習慣がありません。床に寝ころび、床の上に広げた本におおいかぶさるような姿勢で本を読んでいます。

ですから、大人は子どもが本に興味を持ちはじめた頃から、子どもの読書姿勢に気を配る必要があります。

幼児期の悪い姿勢が習慣になってしまうと、小学校に入学する頃になっても直らず、授業中、机に前かがみの姿勢で教科書を読み、ノートを取るようになります。そしてこの前かがみの姿勢が、近視を誘発する原因にもなるのです。

◎近視を招かない日常の注意点として、次の5点を覚えておきましょう。

①本やノートは眼から三〇センチ以上離す
②寝ころんで本を読まない
③高すぎるテーブルでの読書や勉強は避ける
④身長に合わせて机と椅子の調整をする
⑤適度の休憩と運動も大切

最近の子どもは背筋が弱く、正しい姿勢を長時間保つことが苦手です。最初は正しい姿勢でいても、気がつくといつの間にか崩れた姿勢をとってしまいがちです。

しかし、これもそのつど細かく注意をしていけば、正しい姿勢を継続する時間は徐々に延びていきます。

長時間正しい姿勢を保つには、読み書きの合間に伸びをして体をほぐすなど、背筋を伸ばしてリラックスすることが大切です。

第3章

実例が証明する驚異の超音波マッサージ

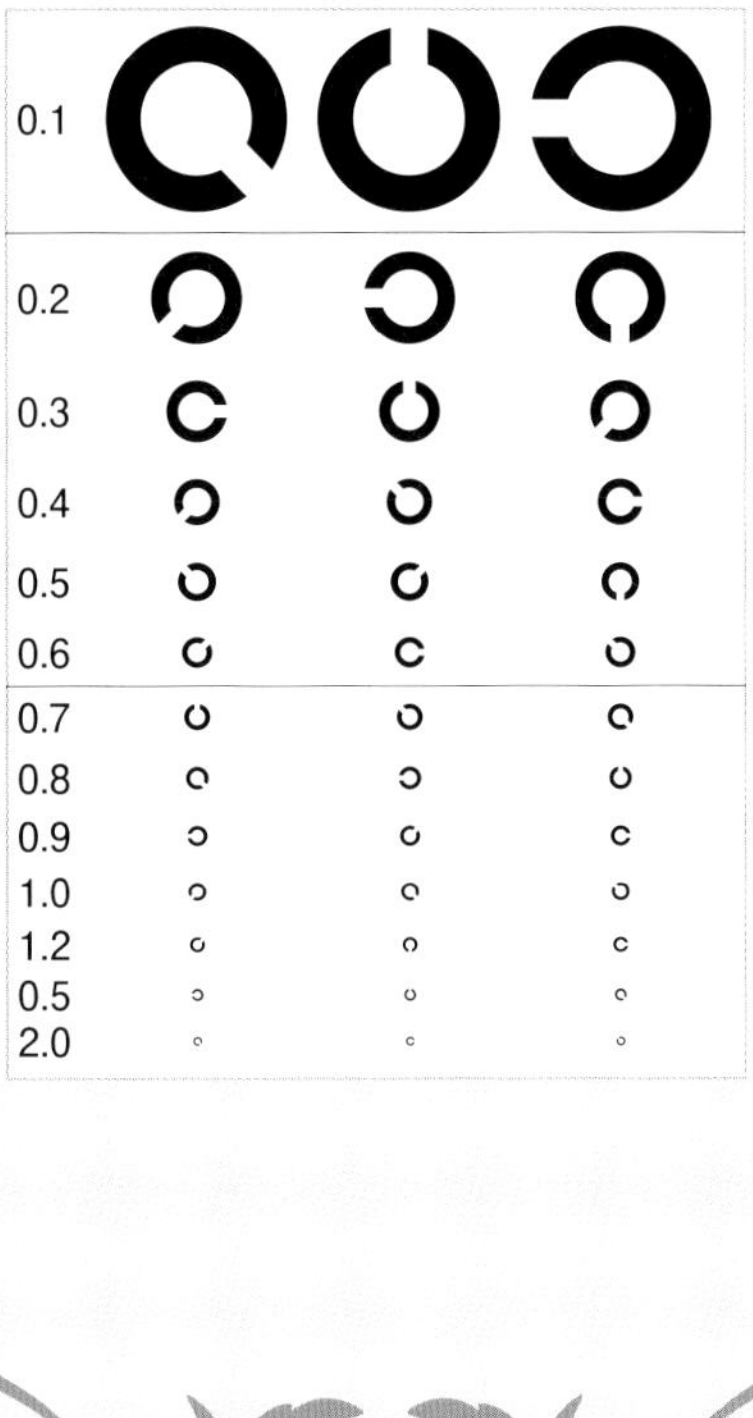

20 エコー検査など医学の世界で浸透する超音波の活用

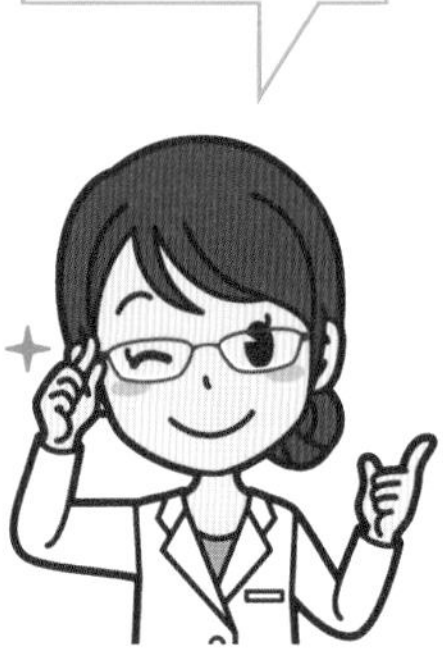

超音波療法とは何か

超音波とは、人間の聴覚では聴き取ることのできない高い音（不可聴音域にある音）のことです。人間が聴くことのできる音の範囲は、低いほうで二〇ヘルツ、高いほうで二万ヘルツとされていますが、下の二〇ヘルツというのは、かなり耳のいい人であっても聴き取りにくい音には違いありません。

普段、私たちが耳で聴き分けているのは、六〇～一万五千ヘルツぐらいまでの音です。つまり超音波とは、二万ヘルツ以上の音ということになります。

超音波（高い振動波）は、破壊作用をはじめとするさまざまな特性を持っていることから、今までにも多くの分野で研究・応用されてきました。

とくに魚群探知機や医療用スキャナーなどがその代表例です。また、もちろん病気の診断ばかりではなく治療用にも多岐にわたって使われていますが、眼科での利用はずっと難しいとされてきました。というのも、眼科においては治療対象となる器官（眼球）が大変小さく、体外に露出している唯一の精密器官ということと、脳との関係性が高いことなどから非常に危険であるとされてきたのです。

しかし、こうしたいろいろな悪条件を克服して、近視の治療に超音波を取り入れたのが、眼科の世界的権威として知られる山本由記雄博士を中心としたグループだったのです。

山本由記雄博士（東京都立駒込病院眼科医長）らは、一九六二年に芝浦工大の岩竹松之助教授、石田博講師らの協力を得て『眼科用手持ち超音波治療器』を完成させました。そして、第一六回日本臨床眼科学会、さらに一九六四年の第一回国際近視学会でこの研究を発表し、世界的に注目を浴びたのです。

学会で発表された山本博士の論文では、開発実施病院における近視治療患者についての実績は多大なものでした。

仮性近視プラス近視、または真性近視になっているもので、近視になってから二年以上たっている一〇歳以上の患者を対象に、10分間の片眼投射を一～二日間隔で二〇回を一クールとして治療を行った結果、二～三週間で視力の向上が見られ、多くの人は第一回投射後ただちに視力が上昇したと報告されています。

その後、超音波が視力回復に対して効果的な力を発揮することは、多くの臨床例から実証されるようになっています。

超音波

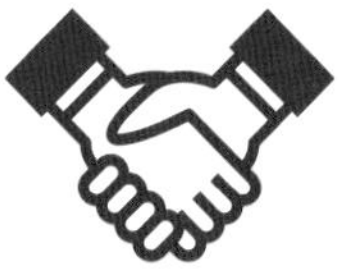

エコー検査

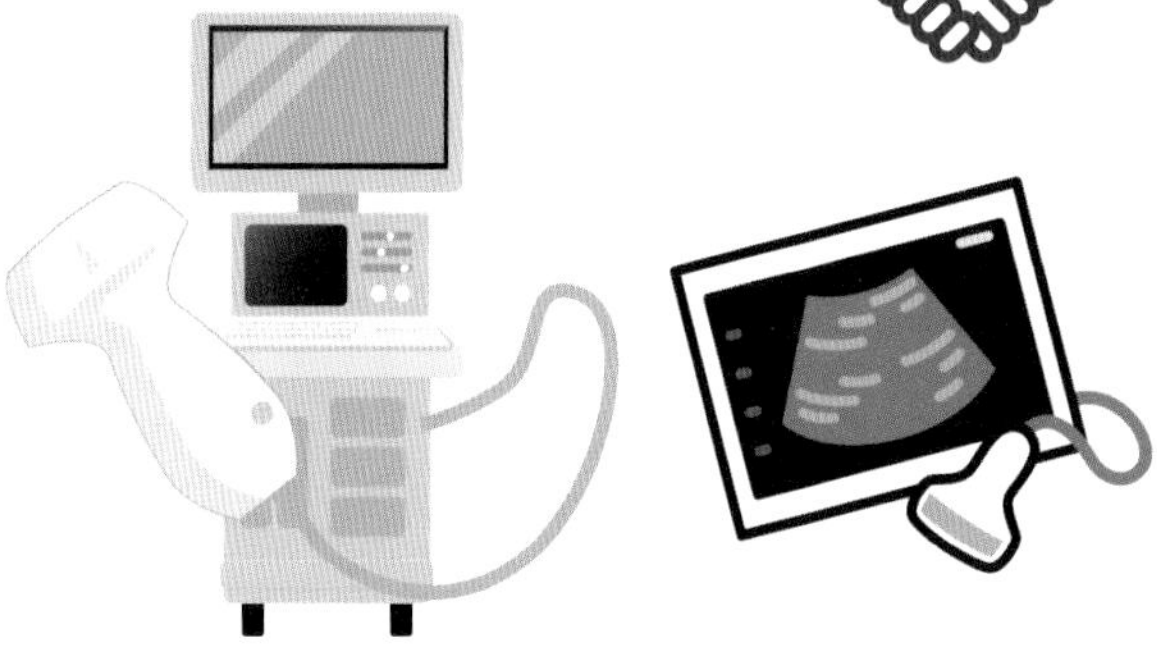

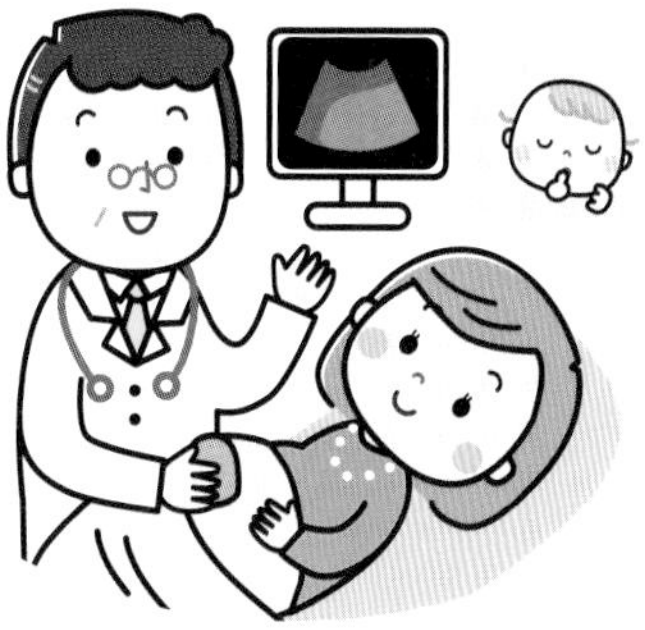

超音波は日常生活の多くの場面で使われています

超音波

↓

人間の聴覚では聞き取ることのできない高い音

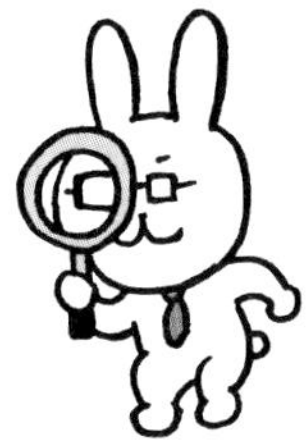

聴き分けられる

60～1万5千ヘルツ

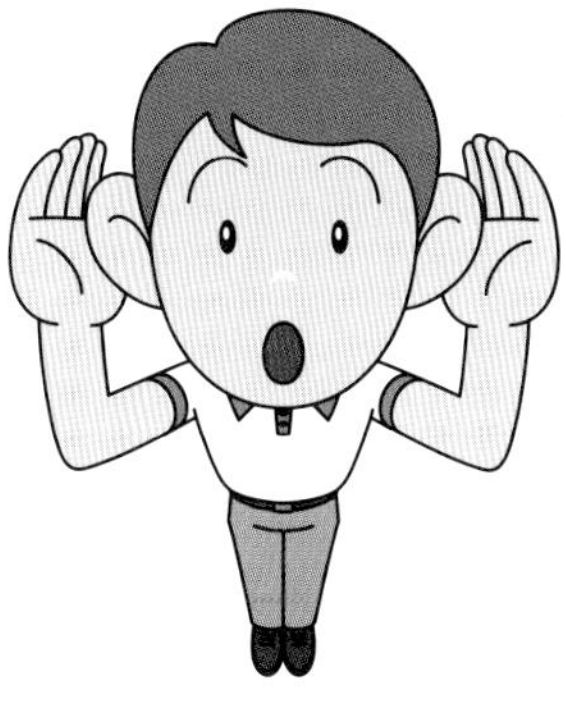

聴き分けられない

2万ヘルツ以上

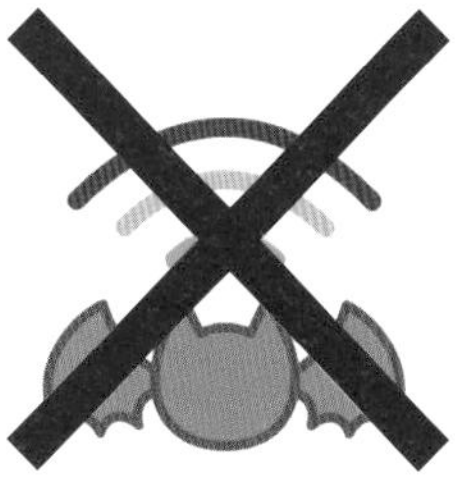

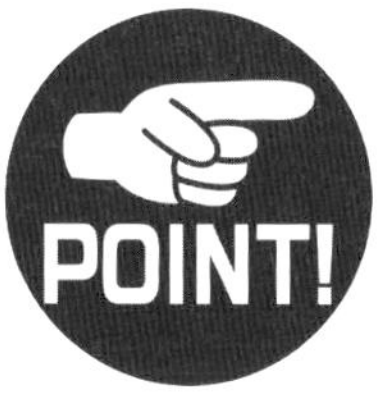

超音波は多くの医療現場で活用され眼科の分野でも注目されています！

21 超音波療法が奇跡的に近視を回復する近道です

近視治療に絶大なる効果

山本博士の論文の中で治療成績の詳細を見てみると、そこには驚くべき結果が示されています。

まず、視力が低下してから一年以上二年未満の八〇眼（四〇人）のデータは、

平均視力　〇・六〇四
視力増加　〇・一八五
改善率　七一・一％

という高成績です。

また、視力が低下してから二年以上経過している矯正視力が一・〇得られる裸眼視力の八一二眼（四〇六人）のデータは、

平均視力　〇・三三二
視力増加　〇・一二三
改善率　五八・九％

とこれまた高い結果を得ているのです。さらに超音波投射治療後二年以上もの年月にわたって観察を続けていった結果、初診時よりも視力・屈折度ともに改善されていることがわかったのです。

つまり、この超音波治療器が近視の進行を食い止めるのにも、十分効果があるという結果が導き出されたのです。その結果、山本博士らの超音波治療器を用いた臨床実験の成果は、広く内外に知れわたり、大きな反響を呼び起こすまでになりました。

それと同時に、超音波治療は近視治療においても実に画期的な治療法として迎えられることになったのです。なぜなら、それまでの近視の治療といえば、点眼薬などによる薬物療法が中心だったからです。

とくに眼球のように容積が小さく、なおかつ精度の高い器官に対しては、いろいろな制約があって、よほどのケースでもないかぎり薬物投与以上の積極的な治療法は困難とされていたのです。

しかし、山本博士らのグループは、そうした多くの制約や困難を克服して超音波治療器を開発しました。しかも、その治療器が高い効果を上げているのですから、注目されるのは当然の成り行きでしょう。

こうして、超音波治療器は学会で発表されたのち、商品化する運びとなりました。

そして、超音波による眼科治療器として、厚生省（当時。現厚生労働省）から医療機器の認可を受け、全国250以上の病院や眼科医院に普及し数多くの治療が行われました。

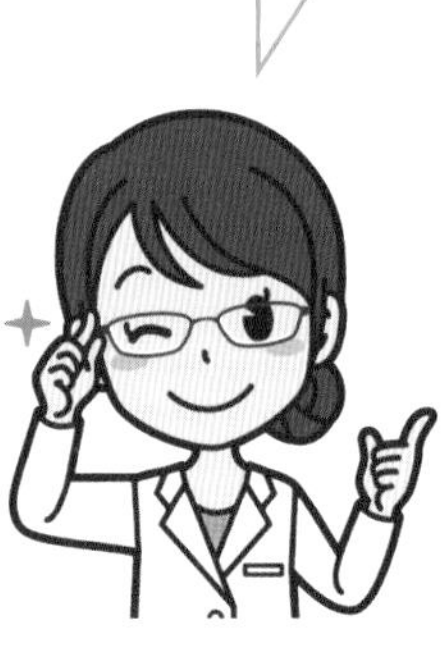

超音波治療による近視治療・改善の変化

視力低下 1年以上3年未満
↗71.1%

視力低下 2年以上
↗58.9%

近視は努力次第では改善することが証明されています

↓

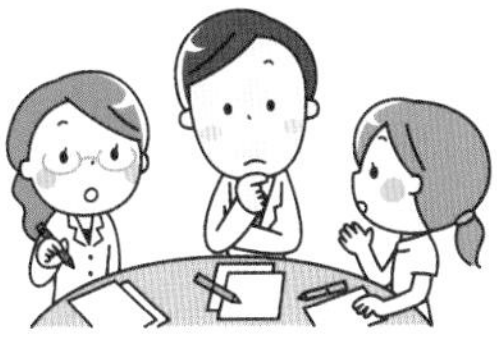

超音波治療による視力回復は多くのデータから安全かつ安心なものとして認知されています

従来の視力回復法

点眼薬などによる薬物治療法

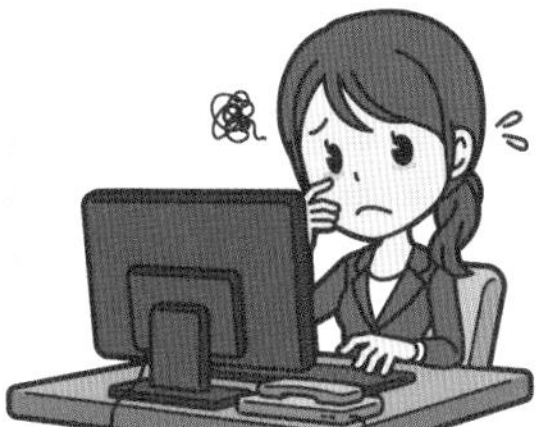

訓練（低周波遠赤外線）などだけでは困難

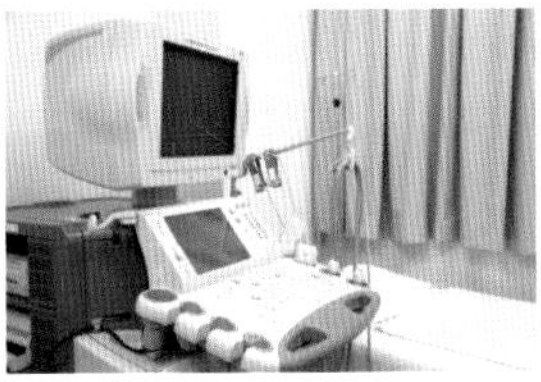

今までの視力回復法の考え方を覆す超音波による治療法は学会で発表され注目されています！

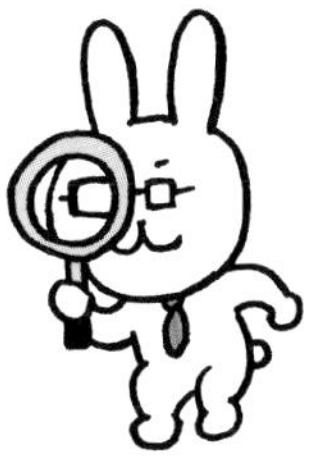

※超音波→弱出力低数帯域インパルス多重波重合超音波

POINT!

超音波を使った近視の治療法は臨床データで実証され効果を上げています！

22 超音波治療は副作用のない安全な治療法です

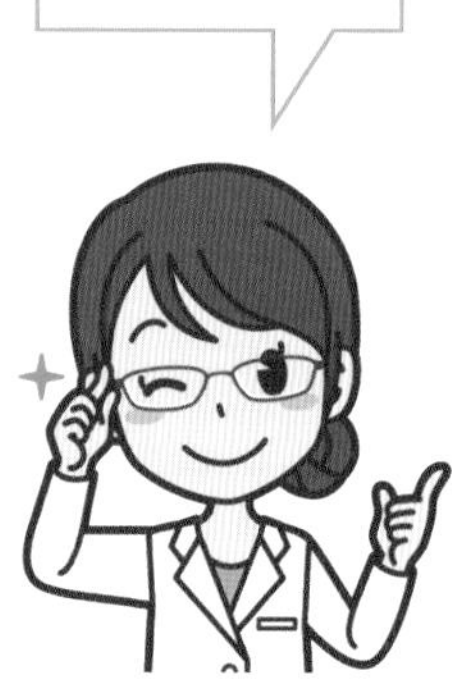

近視に福音をもたらす超音波

眼は、体全体から見ると大変小さい器官ではありますが、その精密さは他の器官に類を見ないほど高いといえます。それだけに眼の治療に用いる器械は絶対に安全で、副作用のないものでなくてはならないといえます。

超音波を用いるうえで必要絶対条件とされるものは、①超音波のなかでも音響出力がごく微弱であること。②発振周波数が、ヒトの生体組織細胞の固有振動周波数に対応した適切な低数帯域周波発振数であること（一二キロヘルツ）。③振動が抵抗なく組織細胞に深く吸収され、かつ障害を起こさないこと……などです。

そして、これらの必要条件を満たしている超音波が、低数帯域の縦波振動を中心とした音波なのです。超音波治療器をまぶたの上から直接投射すると、低数帯域超音波（LB）の特性である縦波を主体とした、微弱な機械的振動作用（振動回数は一秒間に約二万四千回）になり、低数帯域超音波がエネルギーとなって、「音波のハリ」的効果で患部の組織深くまでまっすぐに入り込みます（超音波治療器が発振する超音波の波形の投射距離は、水中で約15センチ、空中で約5センチ、コロイド体ではおよそ30センチ、固体ではおよそ45センチです。波形の状態は、直接法ではほぼ均一な波形で整然としたパルス波です）。

これは、各組織の細胞にマッサージ作用、いわゆる「細胞ごとのマイクロマッサージ作用」をもたらすものです。

これらが作用することで毛細血管が拡張し、血液量は増大します。ほかにも、リンパ、房水等の増大、筋・筋肉・視神経など各種組織の異常トーヌスの緩解、新陳代謝の促進など、多角的な効果をもたらします。

また、二九種類に及ぶ眼病が改善されるという事実も、実は細胞組織が発振している周波数と投射超音波の発振周波数が、だいたい同数値の周波であることに起因しています。つまり「縦波同士の同調共振相撃作用」を起こし、その結果、細胞組織に入り込んだ細菌類の発育を抑制させたりすることが可能と考えられます。

超音波は眼の組織に入り込み、細胞組織を刺激して活性化させ、人間なら誰でも持っている自然治癒力を高めてくれるのです。その結果、近視の原因として考えられている毛様体筋や、その他の筋肉、網膜、脈絡膜や神経の緊張などがほぐれ、近視が改善されるという仕組みです。

超音波を眼の治療に使う上での必要絶対条件

① 音響出力がごく微弱であること
② 適切な低数帯域周波発振数であること
③ 組織細胞に深く吸収され障害を起こさないこと

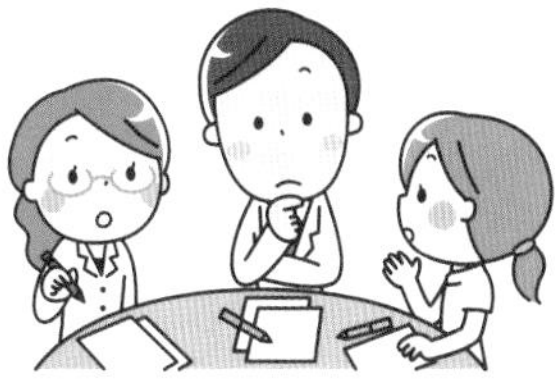

副作用のない安心な超音波による治療法

眼に投射

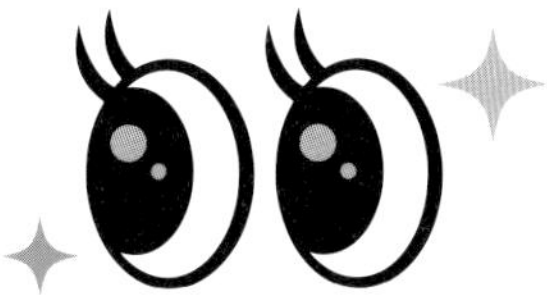

超音波

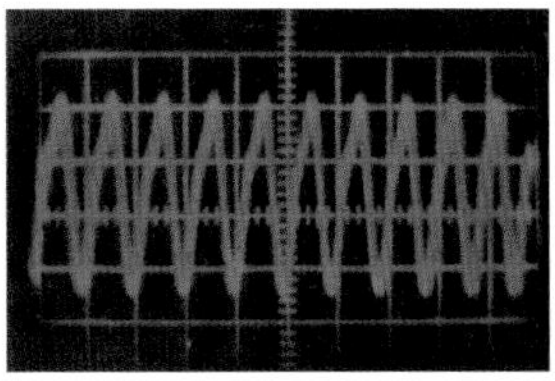

低数帯域超音波がエネルギーとなる

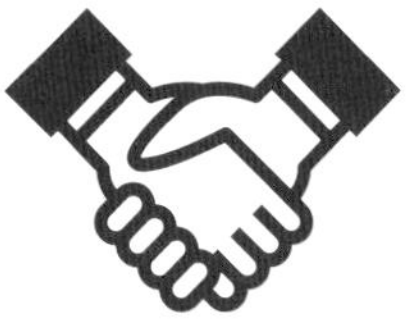

患部の組織深くまですぐに入り込む

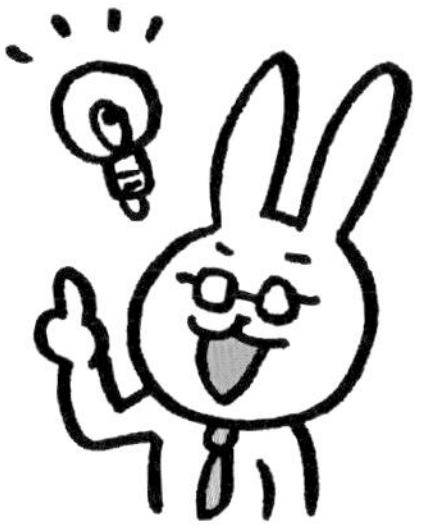

近視が改善するカラクリ

① 超音波は眼の組織に直接刺激します
② 眼の細胞を刺激して活性化させます
③ 自然治癒力を高めることになります

POINT!

超音波を使った近視の治療法は副作用がない安心&安全な治療法なのです！

23 近視に朗報！ フタワが独自に開発した驚異の視力回復法

多くの臨床例が効果を証明

　超音波治療器が開発されてから、この五〇年間で利用者の数は五十数万人にものぼります。一九六九年に、この超音波治療器を『フタワソニック』と命名し、一九八一年から本格的に一般家庭への普及と指導に乗り出して、利用者は急速に増えてきました。フタワでは、超音波治療器『フタワソニック』を販売するとともに、視力向上を願う方々の手助けとして、正しい指導のもとで、より効果的にフタワソニックをご活用いただけるように全国に健改研（健康改善研究所）センターを開設しています。

　フタワが独自に開発した視力回復法に、超音波治療器『フタワソニック』を主体とした療法があります。独特の視力回復法をプラスした視力回復総合システムです。これは、①超音波治療法、②視生活の改善法、③眼の運動法、の三つを中心とした総合療法です。

　これらの治療法は、小さなお子さんからお年寄りの方まで、家庭にいながら誰にでも簡単に行えるのが特徴です。また、ほかの視力回復療法にマネのできない大きな特徴を備えています。

①超音波治療法＝超音波治療器『フタワソニック』を、両眼のまぶたを閉じて、片眼に10分間投射します。好きな音楽などを聴きながら、心身ともにリラックスしながら行うのがポイントです。

　心身のストレスは近視の原因の一つでもありますから、イライラした状態で超音波治療を行っても効果は上がりません。超音波治療の効果を最大限に高めるには、やはり心身をストレスから解き放してやることが大切です。

②視生活の改善法＝後天的に近視を招いてしまった人の多くは、その生活環境に必ず悪い習慣やクセを持っています。

　センターでは、視力回復の見込みのある人には、指導員が一人一人面談して、その人の眼の悪い使い方（クセ）や、眼に悪い生活習慣を発見していきます。

　そして、眼に負担にならないような正しい眼の使い方や、正しい生活習慣を身につけてもらうために、適切な指導とアドバイスをしています。

③眼の運動法（視力アップ体操）＝この視力回復法は、超音波治療を10分間投射したあとに行うものです。

　とくに、②の視生活の改善法は、眼を大切にするために重要な生活習慣〝6S〟があります（40頁参照）。これを守りながらフタワソニックを投射しましょう。

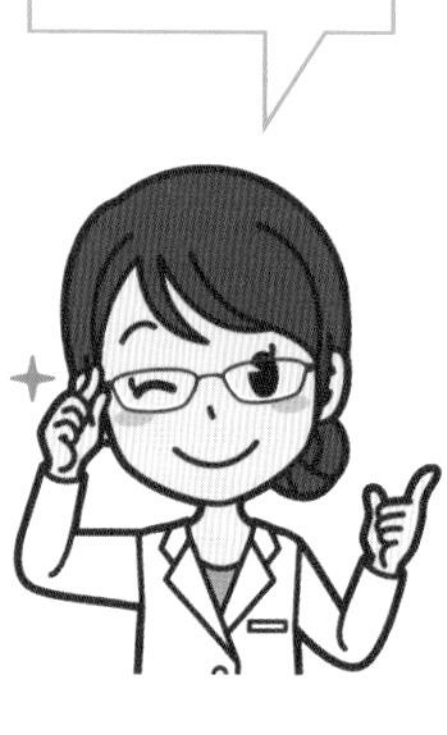

視力アップ体操

★毎日必ず１回は①〜⑧を
行ってください
遠近法やストレッチ運動
も1〜2分行ってください

① 強いまばたき５回。
弱いまばたき30回

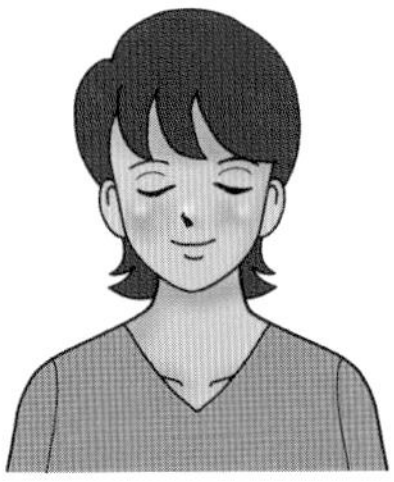

② 顔を動かさないように両手であごを支え、目玉を上下に３回動かす

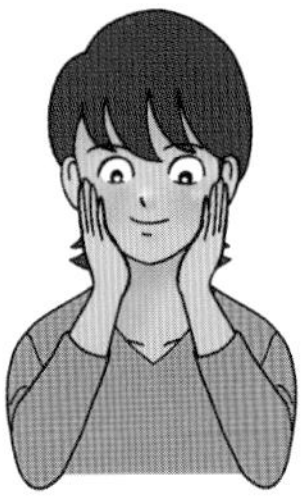

③ 同じ要領で目玉を左右に動かす

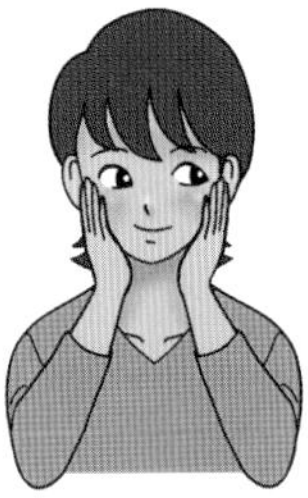

④ 続いて、目玉をゆっくり右回りに３回、左回りに３回、ぐるぐる回す

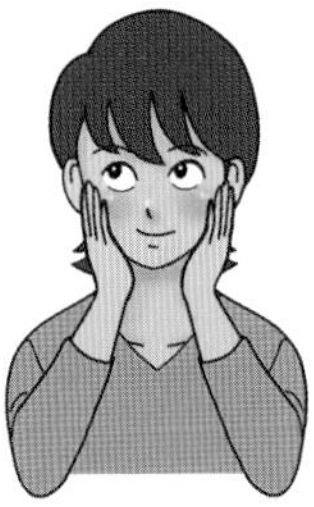

⑤ ゆっくりと大きく右に３回左に３回ぐるぐると首を回す

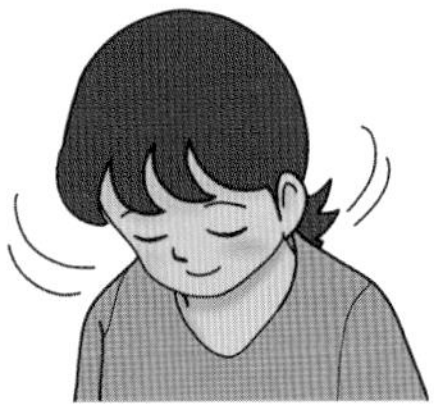

⑥ 軽く肩を上げて前のほうにゆっくりと肩を３回まわす

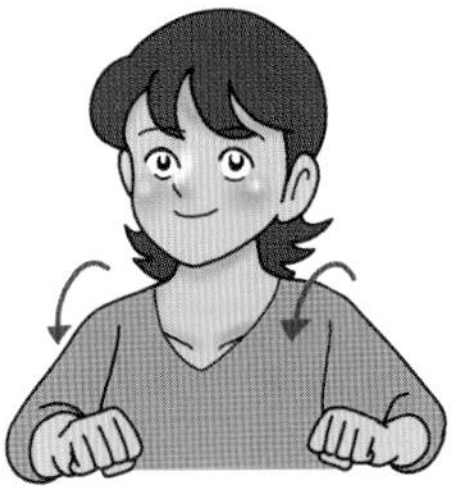

⑦ 同じようにして、後ろのほうに、ゆっくりと肩を３回まわす

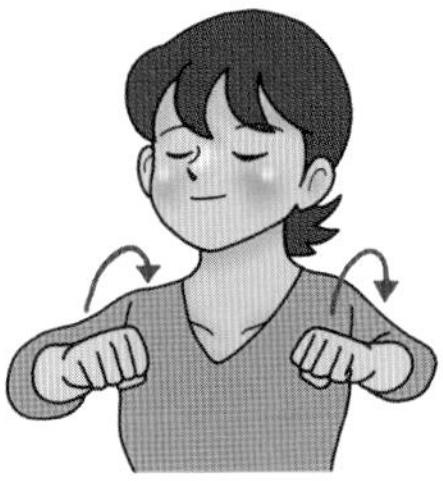

⑧ 鼻から息を吸いながら肩を上下にあげ、はきながら下に戻す。3回動かす

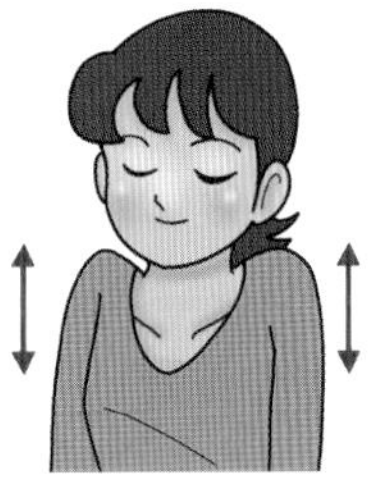

★①から⑧まで、ひとつひとつゆっくり体の力を抜いてリラックスして行ってください

POINT!

「フタワソニック」の投射後に行うと相乗効果が期待できます！

24 臨床例が証明する！フタワソニック使用後の効果

安全性が実証されている超音波

　超音波治療器『フタワソニック』を自宅に常備して手軽に愛用するユーザーの方も着実に増えて、開発以来すでに五〇万人超の方が視力回復の喜びを実感されています。

　超音波治療器は、子どもや若年者（一〇～三〇代）の視力回復に高い実績があるほか、高齢化社会を迎えた現在では、眼の加齢トラブルの改善にも効果があり、多くの方から高い評価も得ています。なかには黄斑円孔という、網膜の中心に穴があくことで視力が奪われる眼病から、みごとに回復した方もいます。

　超音波治療器の注目すべき点は、その名の通り超音波がもたらす効果です。

　超音波治療器は取っ手を握って、片方の目をつぶり金属性の突起（導子）をまぶたの上に直接当てて使用します。電源を入れると突起部分から一二キロヘルツの微弱な超音波（一秒間に約二万四〇〇〇回の振動を与える）が発振されます。

　この超音波の振動によって、目の組織の毛細血管が拡張して血流量が増大。それに伴って次のような四つの効能をもたらします。

　①毛様体筋（ピント調節する筋肉）のこりがほぐれて、調節力が回復する＝近視、老眼の改善。②網膜の解像力がアップして、視神経の働きも活性化する＝後発白内障の予防と改善。③リンパ液、房水など目の体液循環がスムーズに＝緑内障の高眼圧の改善。④老廃物の排出や涙の分泌など、目の新陳代謝が活性化する＝眼精疲労やドライアイの改善です。

　治療器を使用する際、直接眼に超音波を当てることは不安という方も当然おられると思います。

　しかし、超音波そのものは、現代では医療機関で病人や妊婦に行う画像検査（エコーなど）でも日常的に用いられており、実はわたしたちのまわりでは身近な存在なのです。超音波治療器から発振されるのは、そうした検査レベルよりももっと微弱な超音波です。そのため、すぐれた効果・効能とともに安全性も実証されており、**開発以来五〇年間、超音波治療器による副作用、後遺症などの報告は一例もありません。**

　一方、特筆すべきは近視治療患者の中で、たまたま併疾の副鼻腔炎などが眼部位への本治療器超音波の投射によって無意識のうちに併行しての改善を得ているという事例がたくさん見られたということです。

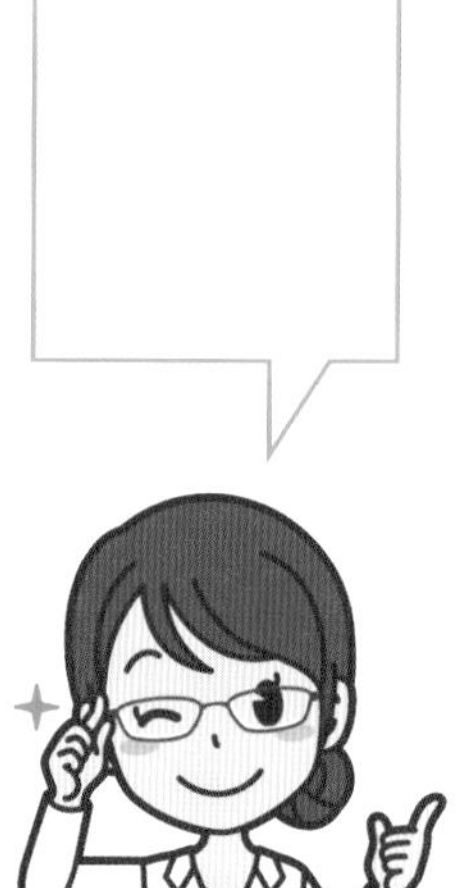

超音波治療器フタワソニック

安全性は
実証済み

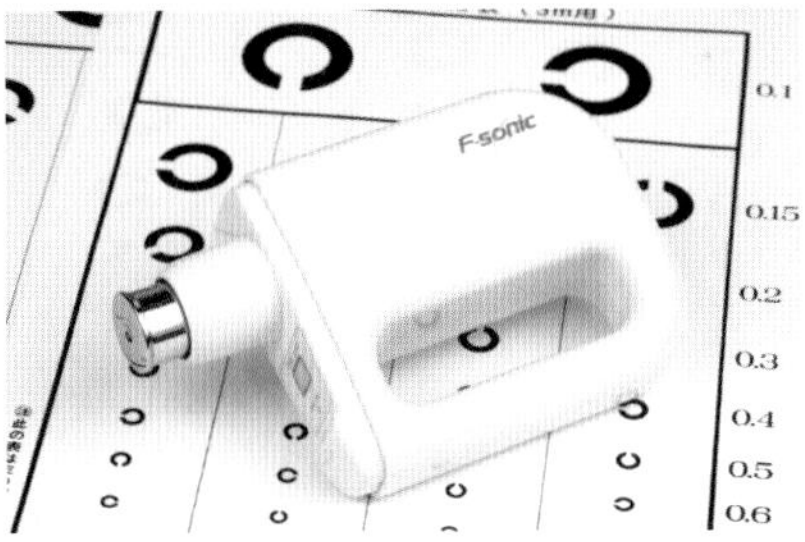

50万人超の
方々から
喜びの声

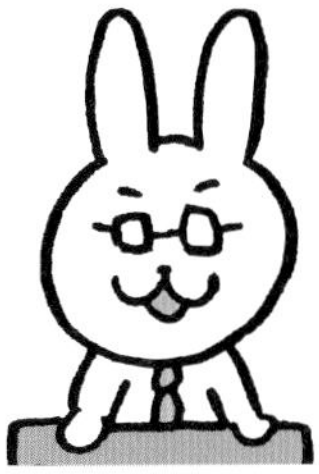

◆超音波のマイクロマッサージ効果で血流促進！
◆近視・白内障をはじめ認知症の改善にも期待できる

超音波の振動が目の組織に与える５つの効能

① 毛様体筋のこり
がほぐれる

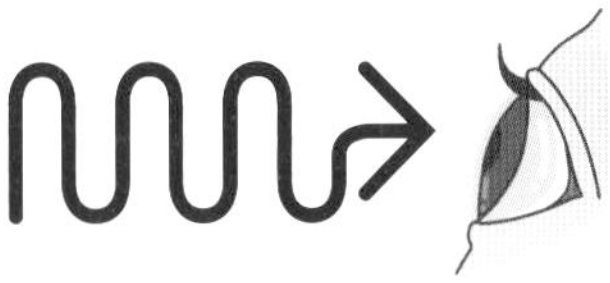

③ 目の体液循環が
スムーズになる

② 視神経の働きが
活発になる

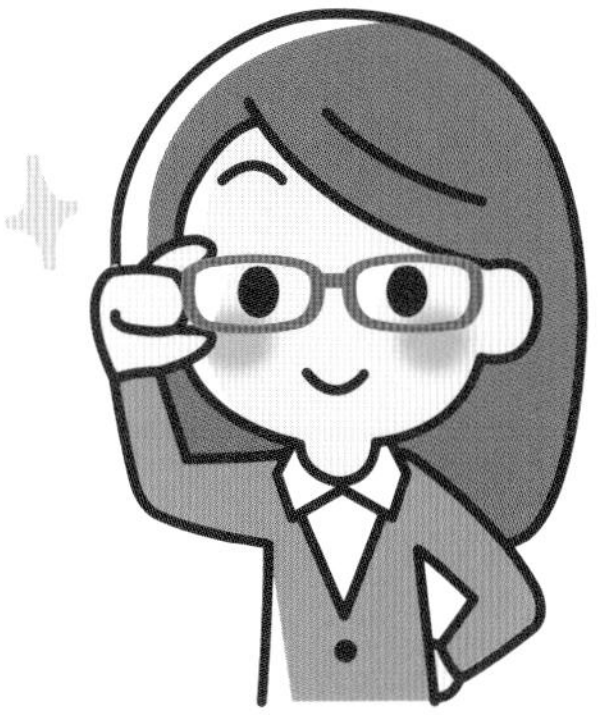

④ 目の新陳代謝が
活性化する

⑤ 網膜の解像力が
高まる

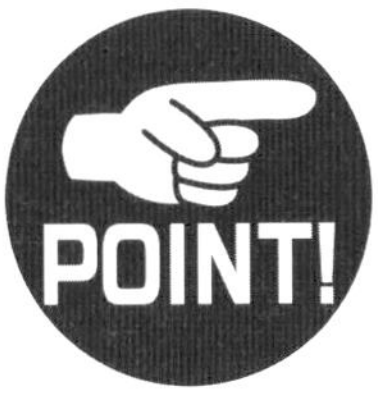

**「フタワソニック」は50万人を超える
人たちから喜びの声を得ています！**

25 フタワソニックの効果をアップさせる上手な使い方

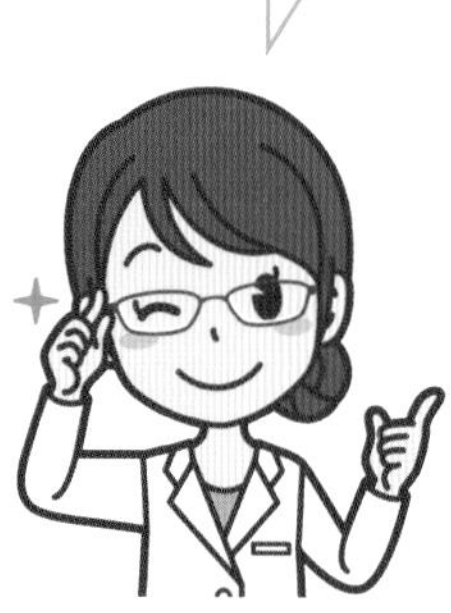

簡単に使用することが可能

『フタワソニック』は、超音波によるマイクロマッサージ効果によって自然治癒力を引き出し、眼の機能を回復させるものです。薬物療法などと違って副作用などの心配はありませんが、その効果をよりいっそう高めるためには、治療器の上手な使い方が望まれます。

基本は一日一回、10分間の超音波の投射を行います。しかし、早く視力回復をはかろうとして、続けて何度も投射すると、逆に眼が疲れてしまいます。同じ日に複数回投射するときには、六時間程度の間隔をあけて投射するようにしましょう。また、『フタワソニック』を購入していただいた方には、使用方法などの細かい指導は、センターでアドバイスしてくれますので安心してください。

『フタワソニック』は、厚生労働省の認可（承認番号21900BZX00932000）を受けている医療機器で、その効能・効果は「偽近視の抑制または緩解」（後天性近視の治療）を目的とした機器です。

もちろん、百人が百人ともに視力回復などの効果が出るというわけではありません。どんなに優れた薬であっても、体質的に合わない人には効果が得られないように、超音波治療にも同じことがいえるのです。

超音波治療器は、超音波によってマッサージ効果を得るものですが、なかには、そのマッサージだけではまったく効果を得られない人もいることを知っておいてください。また、効果の現れ方にも個人差があります。なかには一～二週間でびっくりするほど効果の上がる人もいれば、一ヵ月近くの間まったく効果が現れない人がいたり、と思えばその後、急速に視力が向上しはじめたりする人がいます。ほかにも、目を見張るような回復ぶりは感じないものの、徐々に視力が回復し向上していく人もいます。

ただ、一般的な傾向としていえることは、『フタワソニック』の投射を始めて一週間から一〇日目ぐらいに向上した視力が一時的に停滞することです。これが、どのような理由で起こるのかはわかっていませんが、フタワソニックを使用したほとんどの人が経験していることです。しかし、ここでがっかりしてやめてしまったのでは、本当の効果を得られません。一時的な視力停滞は、人によっては投射中に数回経験することもありますが、大切なのはそのときあきらめて、投射を中断しないことです。

視力回復への基本

① 超音波治療

基本として１日１回10分間、今日が右目なら明日は左目です（当てていない目にも効果あり）。投射するときは両目を閉じて、好きな音楽などを聴きながら、心身をリラックスさせて正しい投射を心がけます

② 視力アップ体操

超音波を投射した後は、必ず視力アップ体操を行います

※視力アップ体操は57ページを参照ください

③ 視生活の改善

目に悪い環境の中で生活してきた結果が近視ということになってしまったのです。目に悪い使い方や習慣をなくし、目に負担のかからないような目の正しい使い方や正しい生活習慣を身につけることは、視力回復の近道です

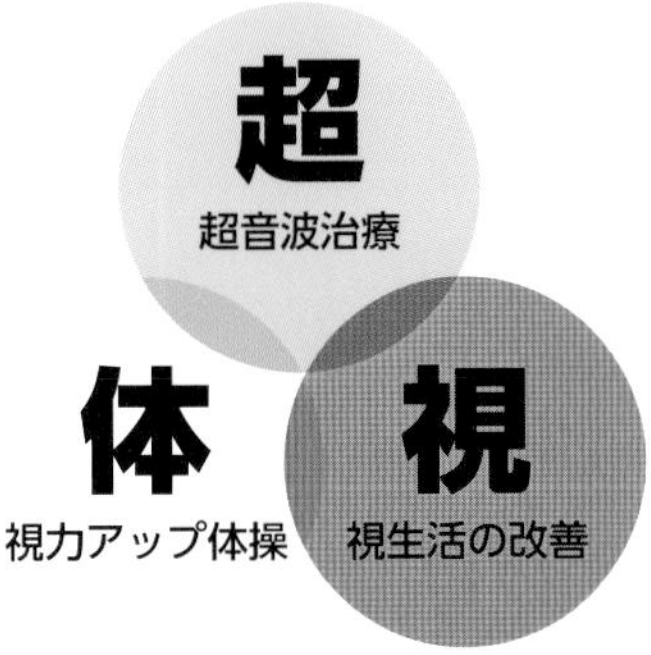

近視の多くは長時間近くのものを見続けたり悪い姿勢でテレビを見たり偏った食生活などによるものが原因となっています

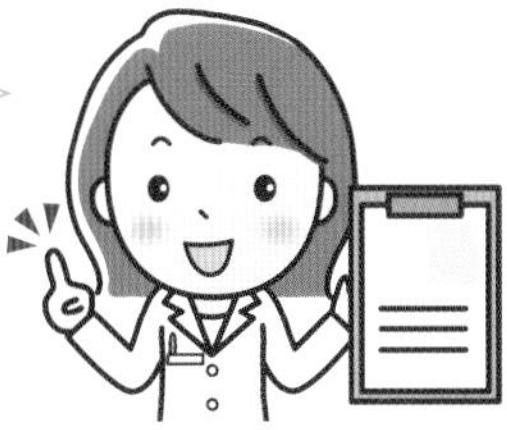

POINT! 1日10分「フタワソニック」を投射して①～③をバランスよく心がける！

知ってトクする眼の常識Q&A ④

視力が要求される職業や資格とはどんなものか？

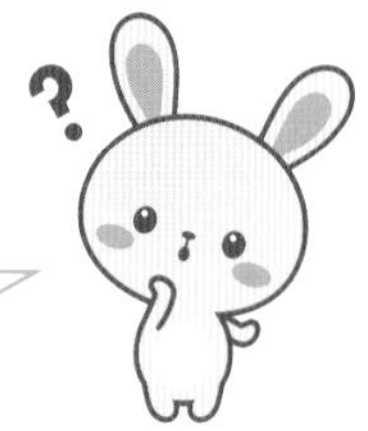

世の中には、一定の視力が要求される職業や資格がたくさんあります。いわゆる専門職と呼ばれているものですが、希望する職業に志望して、視力が規定に満たないために断念をしたという話はけっこう聞かれます。

たしかに視力が悪いというだけの理由で希望の職種につけないとしたら、本人にとってはやりきれない思いであるに違いありません。試験に臨むもっと前に知っていればよかったと嘆くようなことにならないように、あらかじめ規定の厳しい職種を知っておく必要があるでしょう。視力規定のある職種や資格としては、大きく分けて次にあげるようなものがあります。

パイロット、CA、航空管制官、入国警備官、警察官、婦人警官、海上保安官、消防士、船舶操縦士、オートレーサー、騎手、看護師、自動車免許、また特殊なケースとして防衛大学受験などです。

これらの職業や資格は、視力が規定の一つであってすべてではありません。ほかにも、身長・体重・聴力・握力・肺活量などの身体測定や、一般教養・面接などでその人個人の適性が検査されるわけです。

もちろん、視力規定のない職業はたくさんあります。しかし、どの仕事を選択するにしても、視力が大切であることには違いありません。

視力低下の弊害が大切な人生に影響を与えないためにも、視力低下は防がなくてはならないのです。

特定の職業を取り上げたのは職業の優劣について述べたのではありません。もちろんどんな職業も世の中の役に立っています。ここで言いたいことは、日頃から眼の健康に気配りをする習慣ももってもらいたいという点です。そんな意味を込めて、眼の健康が特に重要視されている職種を紹介しました。

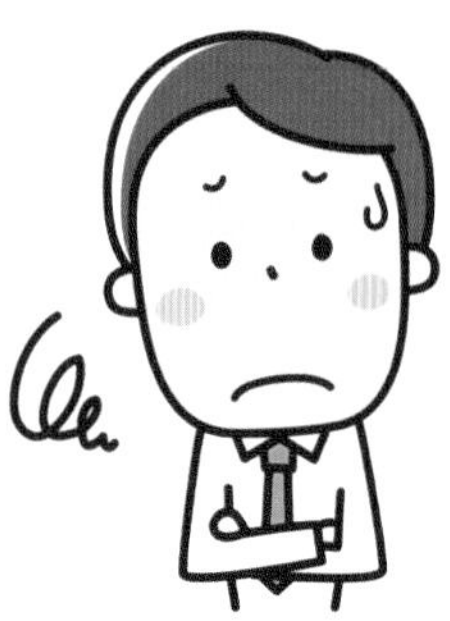

第4章

超音波マッサージに期待する未来の治療

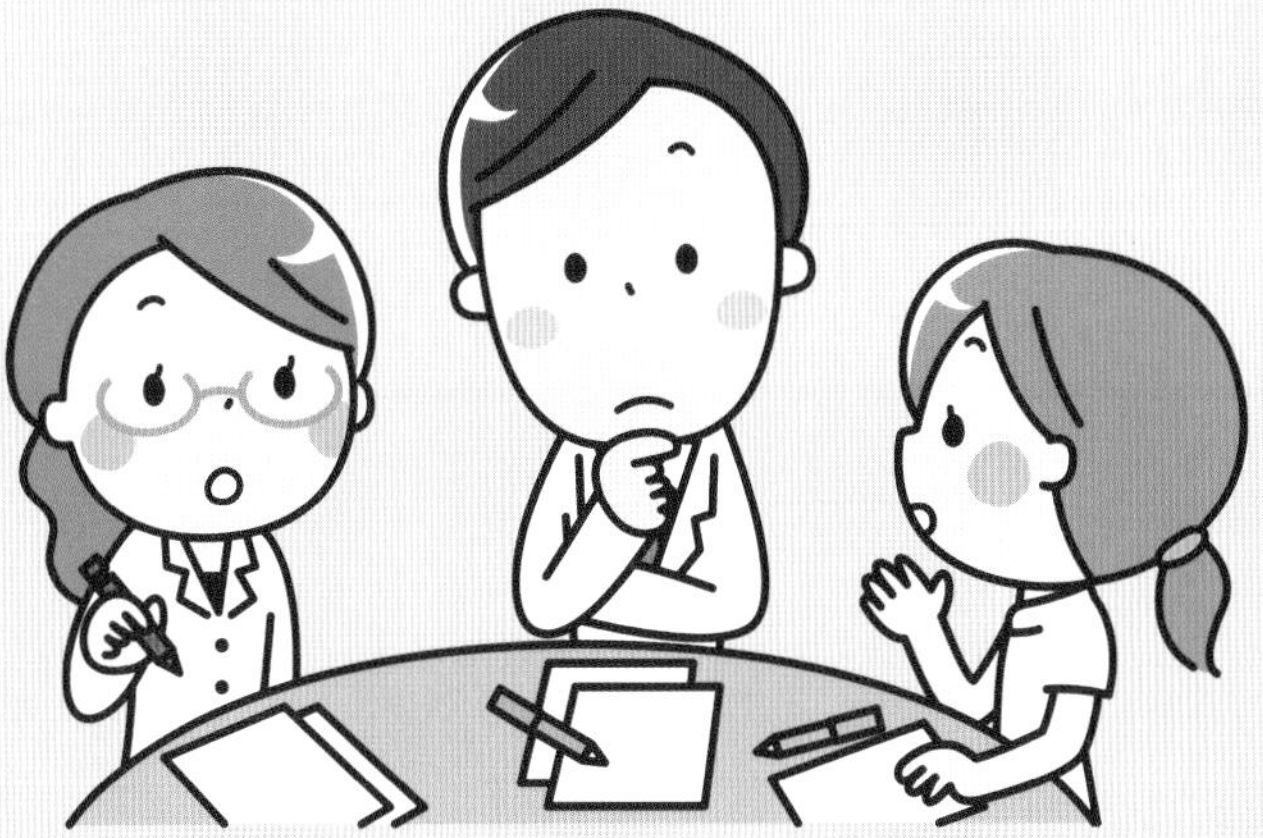

26 認知症対策は今や世界の最重要課題の一つです

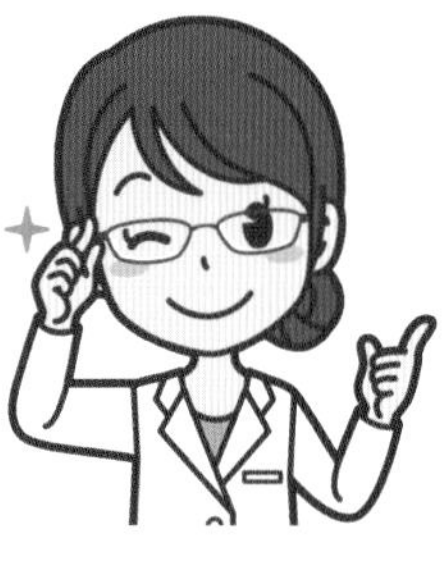

求められる認知症対策

超音波治療器『フタワソニック』が五〇年を超える歴史の中で、視力回復を始めとして、目の健康回復に大きな成果を上げてきたことはこれまで述べてきた通りですが、この超音波治療がもたらす未来の医療についてお話を進めてみましょう。

国際アルツハイマー病協会（ADI）が二〇一五年に発表した「世界アルツハイマー病　レポート　2015」によると、世界には約五〇〇〇万人ともいわれる認知症患者が存在し、二〇五〇年には約三倍の一億四〇〇〇万人に増加するとの予測がなされています。今や世界各国が最重要点に取り組む重要なテーマが「認知症」なのです。

日本においても約六〇〇万人の認知症患者がいると思われ、今後高齢化が進んでいくにつれ、認知症の患者数がさらに膨らんでいくことは確実です。厚生労働省が発表した推計によれば、団塊の世代が七五歳以上となる二〇二五年には、認知症患者数は七〇〇万人前後に達し、六五歳以上の高齢者の約五人に一人を占める見込みです。

こうした状況を背景に、二〇一九年五月にスウェーデンのストックホルムで開催された認知症に関する国際会議において、WHO（世界保健機関）は認知症と認知機能を予防するための具体的な介入方法に関するガイドライン（指針）を初めて発表しました。

これによると、**運動の習慣化、禁煙の実行、飲酒の抑制、栄養バランスのとれた健康的な食事、適正な体重・血圧・コレステロール・血糖値のコントロール、社会的交流への積極的な参加、うつ病、難聴等の改善により、認知症の発症リスクを減らすことができるとしています。**

加齢とともに認知症のリスクが高くなるのは仕方ないとしても、ライフスタイルを改善して少しでも発症時期や進行を遅らせることを目的にしたものです。

二〇一八年の日本人の平均寿命（厚生労働省調査）は、女性が八七・三二歳、男性が八一・二五歳といずれも過去最高を更新しています。一方、介護を必要とすることなくトイレや入浴、歩行など日常的な生活を自分でできる状態、いわゆる「健康寿命」は、二〇一六年の調査によると女性が七四・七九歳、男性が七二・一四歳です。つまり、晩年の一〇年前後を病魔との闘いに費やすことになるわけです。

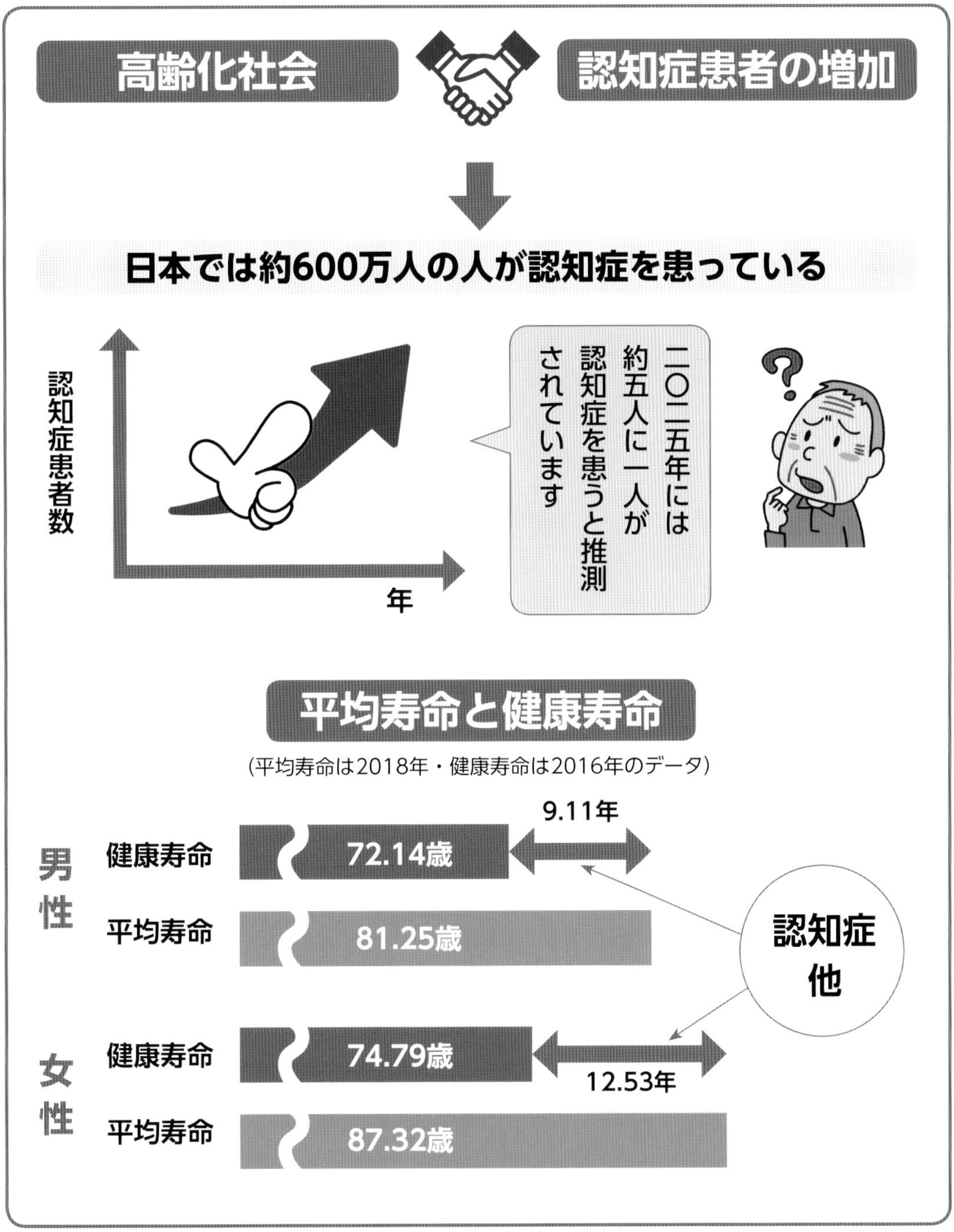

POINT!

超音波は世界的な問題の認知症に対しても大きな効果が期待されています！

27 超音波を活用した治療法は認知症対策として期待されています

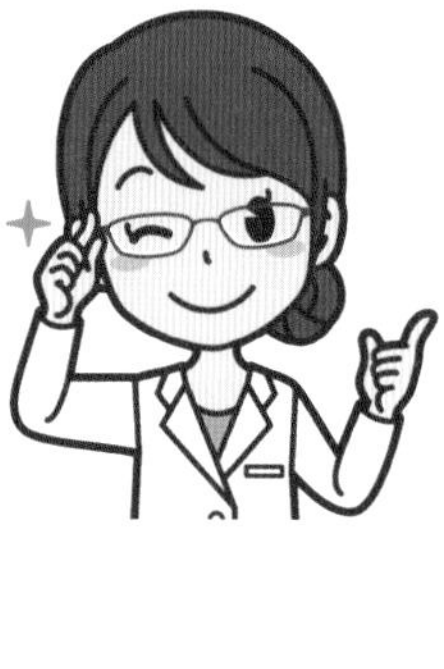

認知症対策としての超音波治療

認知症マウスの脳に超音波を当てることで脳血流の改善と、認知機能低下を抑制する効果があることがわかりました。人に対する臨床試験でも一定の有効性が認められる結果が出ており、認知症対策としての超音波治療は保険適用申請を視野に入れて研究が進んでいると東北大学の下川宏明教授は述べています（週刊新潮二〇一九年一〇月一七日号）。

◎脳血流の悪化が認知症を招く

脳が萎縮して海馬部分に影響が達すると、やったことを忘れる記憶障害が起こります。また新しいことを覚えられない、最終的には自分が誰なのか、どこにいるのか、わからなくなって徘徊を繰り返すようになります。次に多いのが脳血管性認知症で、認知症全体の約三割を占めます。脳卒中で脳血管が詰まり、脳の細胞に酸素や栄養が行き届かなくなって認知症が起こります。

◎脳血流を促進する超音波治療

私たちの血管は外膜、中膜、内膜の三層構造になっていて一番内側が内膜です。そして内膜の直接血液に接する部位に並んでいるのが血管内皮細胞。ここには凹みがあるのですが、超音波は脳血管のこの凹みを振動させるのです。するとここにあるたんぱく質の複合体が音波を感知して化学的な信号に変換、いくつかの分子を経て核まで伝えた結果、一酸化窒素合成酵素や血管内皮増殖因子などが発現するそうです。

一酸化窒素合成酵素は血管を拡張する作用を持ち、血管内皮増殖因子は新しい血管を作る働きを持っています。つまり超音波を脳血管に投射することで、血管の内部が拡がって血流がスムーズになり、かつまた新しい血管から脳に十分な栄養や酸素が供給されるというのです。

◎血流促進に即効性のある超音波

下川教授が脳血流の改善を超音波に託した理由の一つに、脳ならではの特殊な事情があるようです。実は脳には血液に混ざった異物が、脳に入り込まないようにする血液脳関門が存在します。したがって血流促進薬を投与しても、脳血管にいたる前にブロックされて効きにくいのです。超音波は直接脳に届いて効果を発揮してくれるわけです。現在では認知症治療の専門家も研究に加わり、二〇一八年からは人に対する認知症改善の臨床試験も行われています。結果次第では近いうちに認知症治療に超音波が用いられる、と期待されています。

脳血流の悪化 → **認知症患者の増加**

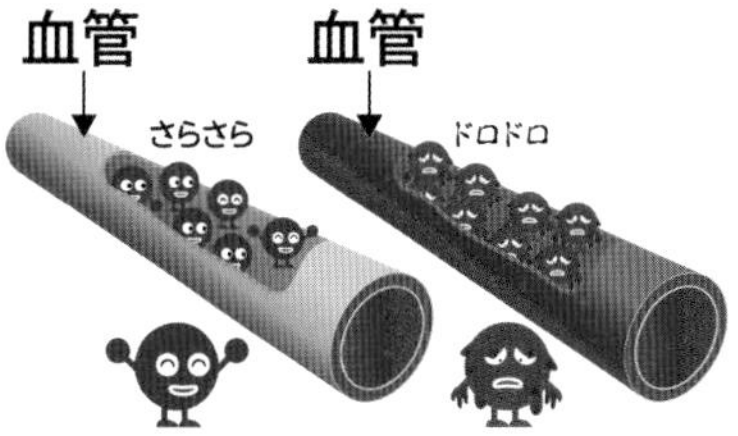

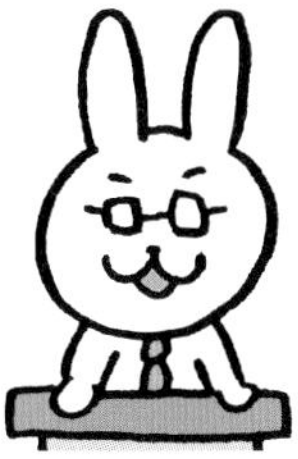

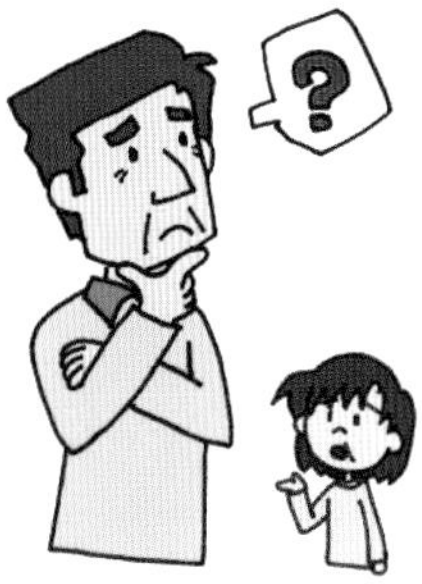

脳血管が詰まる → **認知症を招く**

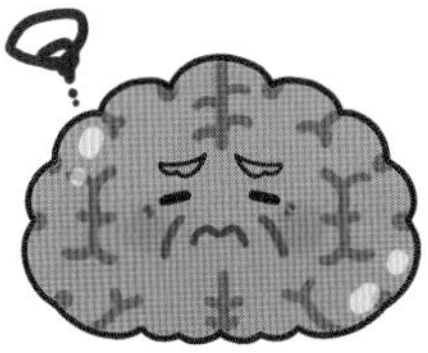

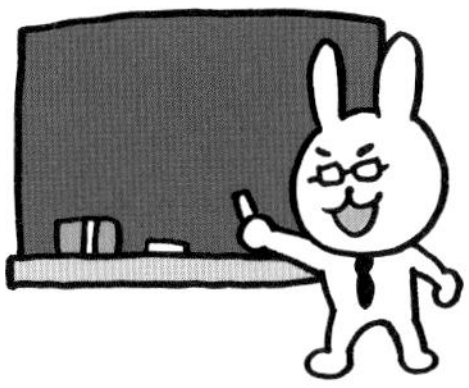

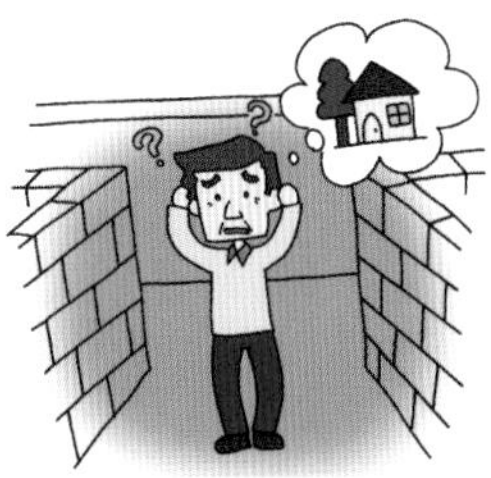

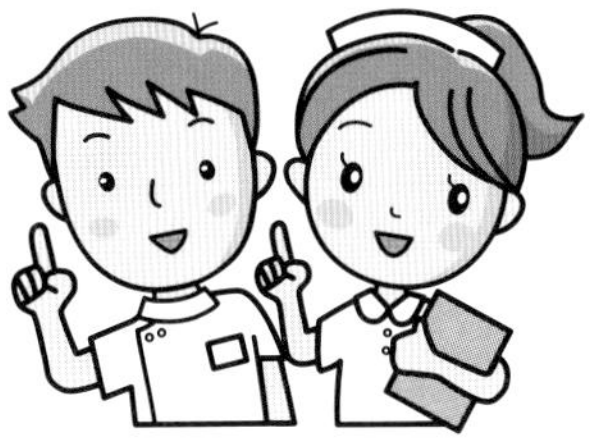

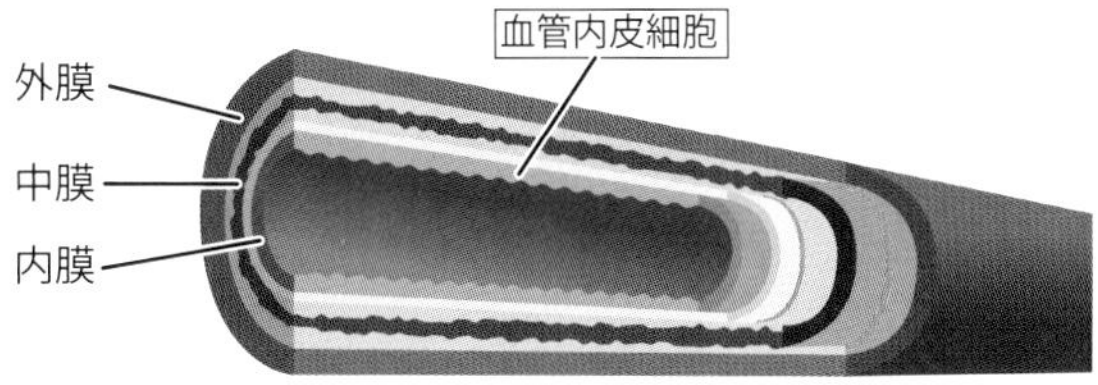

血流促進に超音波は即効性があるとされています。近い将来、認知症を改善させる目的として超音波が活用される時代がくることが期待されています

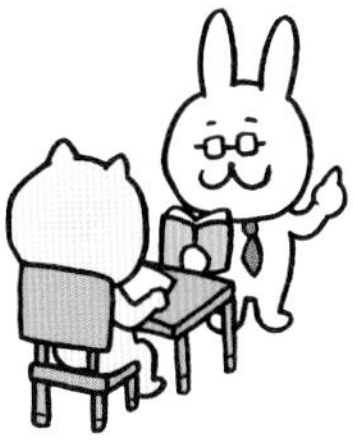

POINT! 眼の周辺に投射することにより血流が促進され脳の活性化が期待されます！

28 未来の認知症対策にも期待されるフタワソニックの効能

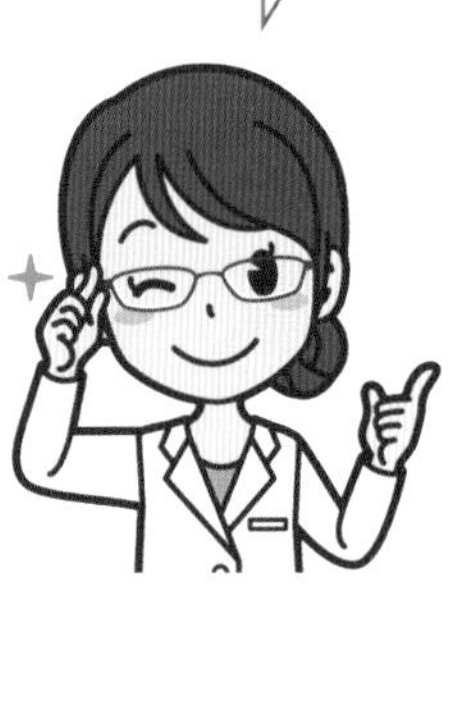

●認知症治療の切り札となる

超音波治療としては先輩といえるフタワソニックも、目だけではなく、新分野での活用法が研究されています。その一つに認知症対策があります。

研究を開始するきっかけとなったのは、延べ五〇万人以上のフタワソニックの使用者たちからの声でした。**フタワソニックを使用しているうちに、目以外の他の箇所に好転が見られた**という声が多数寄せられていたのです。

その中でも多いのが「耳の聞こえが良くなった」「耳鳴りが治まった」「よく眠れる」などという声でした。フタワソニックのスイッチを入れると「ピー」というかすかな発信音が鳴り続け、五分後に半分経過を知らせる間欠音、一〇分後に「ピピッピッ」といった終了の合図と同時にスイッチがタイマー機能で自動的に切れ、発信音も止みます。

まぶたを閉じて使用するわけですから、音で時間の経過を知らせるわけです。ところがご高齢の方で難聴や耳鳴りなど、耳に不具合がある方でこの音が聞き取れないという方もいました。

片方の目を開けて時計を見れば終了時間はわかりますので、使用上の問題はありませんが、フタワソニックの使用を続けているうちに、以前は聞こえなかった発信音が聞こえるようになった、というケースが続出したのです。

無音だと思っていたフタワソニックから「ピー」という発信音が聞こえるようになったわけですから「これはなんの音なのか」という質問が取り扱い店にも数多く寄せられます。その数があまりにも多いことからメーカーでは、本格的に研究をすることになりました。その結果、耳たぶの裏側の腎風（えいふう）というツボに超音波を投射することで、耳鳴りや難聴といった耳の異常や、偏頭痛の改善等に一定の効果が認められたのです。

フタワソニックから発せられる縦波の超音波は、空気中で5センチ、水中で15センチ、コロイド体では30センチの距離に達します。両目同時に超音波を当てることで、脳の深部にまで超音波の刺激が同調して認知症改善に効果が期待される、という超音波（弱出力低数帯域インパルス多重波重合超音波）の特徴および有効性などを実証する試みです。

私たちの社会が直面している認知症対策。その切り札として超音波治療器『フタワソニック』の応用投射メソッドが活躍する日がくるかもしれません。

フタワソニック使用者から寄せられた眼以外の部位への効能

よく聞こえない

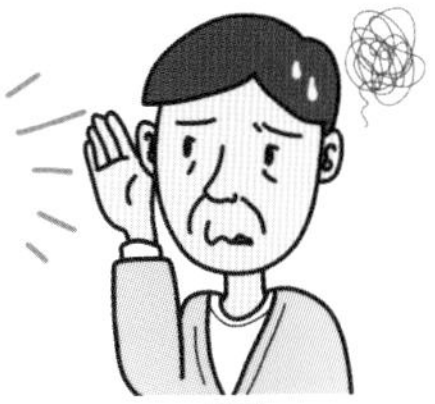

↓

聞こえるようになった

耳鳴りがする

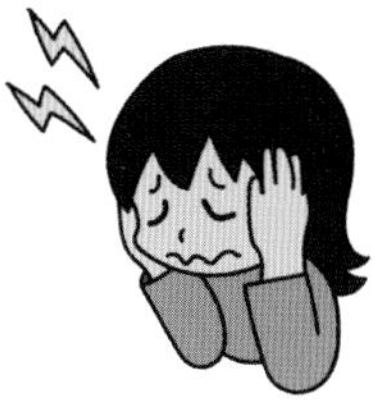

↓

耳鳴りが治まった

眠れない

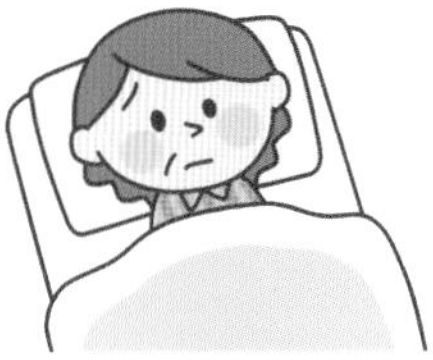

↓

よく眠れるようになった

フタワソニック

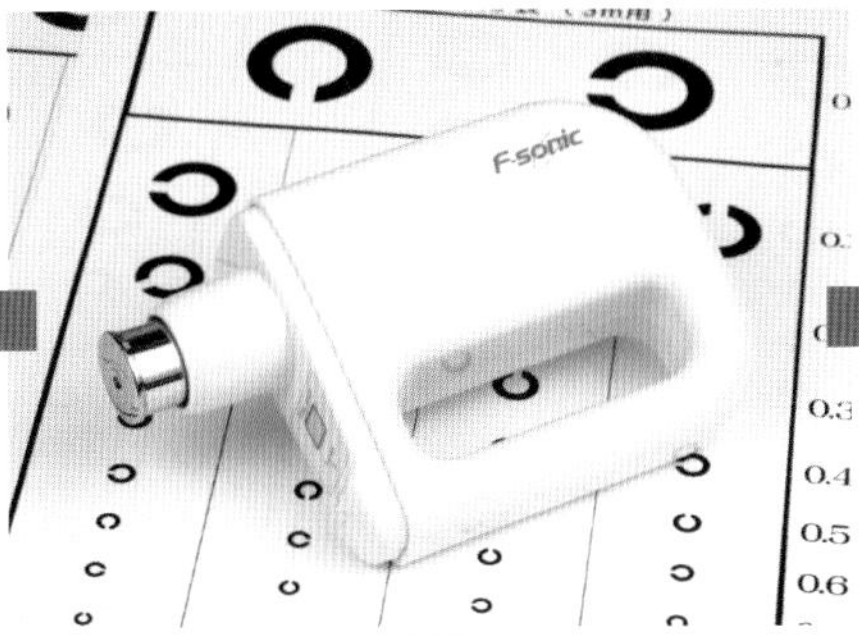

近視の改善に効果がある ← → 聴覚の改善に効果がある

↓

認知症の予防と改善が期待できる

POINT! 超音波は眼の治療だけでなく、未来の医療体制の貢献に期待されています！

29 最低限知っておきたい睡眠のメカニズムとサイクル

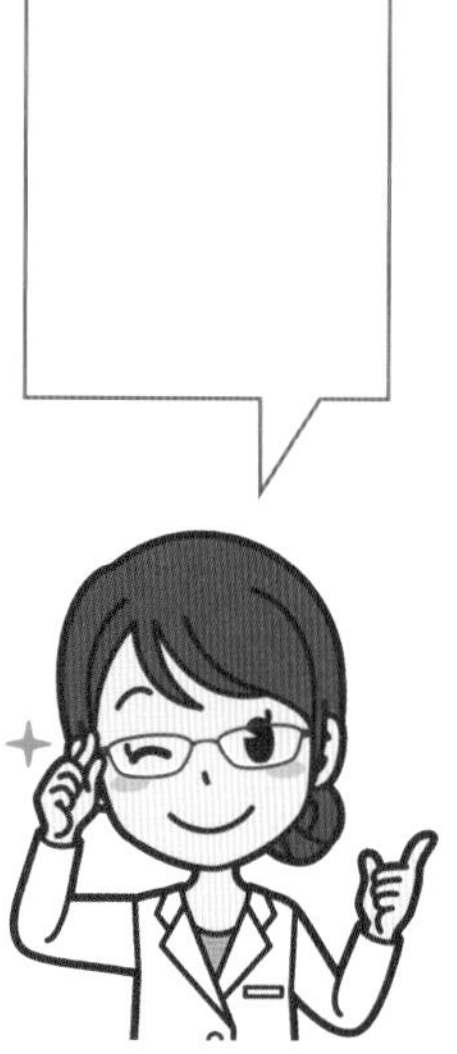

●睡眠のメカニズムとは

健康的な生活を送るためには睡眠は非常に大切です。快適な睡眠を得ることは、健康維持につながることはいうまでもありません。しかし、快適な睡眠ですが、年齢とともになかなかとることが難しくなっています。健康と密接な関係にある睡眠、そのメカニズムを正確に理解している人は意外と少ないものです。ここでは睡眠のメカニズムについて解説したいと思います。

人間の身体は24時間動き続けることはできません。体内時計のようなものが存在し、睡眠と起きている時間とのリズムが繰り返されています。とくに日中に激しい運動したりすると脳に疲労がたまり、その脳の疲労を解消するために睡眠が必要となってきます。

睡眠には「ノンレム睡眠」と「レム睡眠」があります。レム睡眠とは、眠っているときに眼球が素早く動くことから、英語の「Rapid Eye Movement」の頭文字「REM」から「レム睡眠」と呼ばれるようになりました。「レム睡眠」のときに夢を見ます。

「ノンレム睡眠」とは通常の眠りのことを指します。一般的には浅い眠りから徐々に深い眠りに移っていきます。「ノンレム睡眠」のときには脳の活動は停止し、心拍数や呼吸も少なくなり、また血圧も低下する傾向が続きます。「ノンレム睡眠」は睡眠の深さによって分類され、大きく4つに分けられます。

一般的な睡眠は「ノンレム睡眠」から入り、その後「レム睡眠」に移ります。快適な睡眠をとるためには、「ノンレム睡眠」だけをとりたいと感じますが、残念ながらそれは不可能で、人間の身体はこの「レム睡眠」と「ノンレム睡眠」を約90分程度の周期で繰り返しています。

睡眠時間は8時間が理想とか言われていますが、必ずしも8時間眠らなければならないというわけではありません。睡眠時間が短くても日常生活に支障がでなければ問題ありません。

よい睡眠を得るためには毎日、同じ時間に就寝、起床を繰り返すのが理想です。それは人間の身体にある「体内時計」のリズムを狂わせないようにするためです。「体内時計」のズレは日光を浴びることで修正されます。また夜、室内の照明も暖色系のものを使用し、光が強いものは避けたほうがいいです。寝る前に強い光を浴びていますと、寝つきは悪くなってしまうからです。

人間の身体と24時間

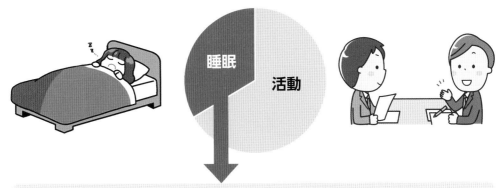

健康的な生活を送るためには睡眠は大切です

睡眠のメカニズム

ノンレム睡眠

脳の活動が停止
(眠りが深い)

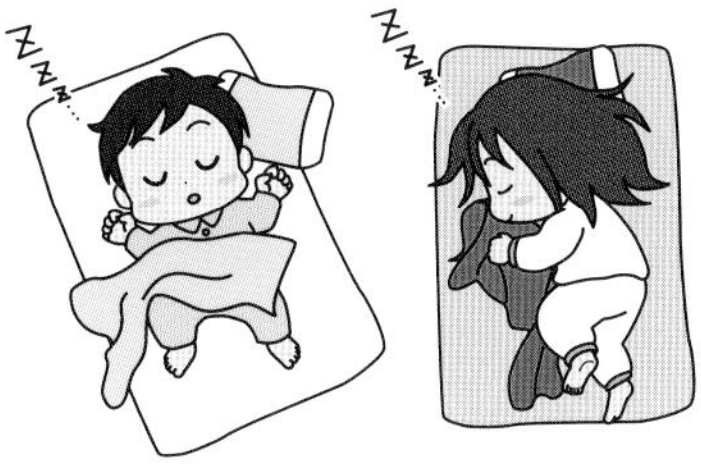

レム睡眠

夢を見ている
(眠りが浅い)

ノンレム睡眠とレム睡眠を約90分の周期で繰り返されます

一日の中で約３分の１は寝ています。どうすれば快適な睡眠を得ることができるかを意識することは重要なことです！

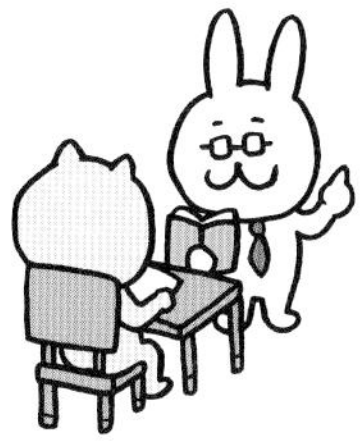

POINT!

心地よいマイクロマッサージによって快適な睡眠を得ることができます！

30 超音波と快適な睡眠との間には密接な関係があります

●快適な睡眠と超音波

快適な睡眠を得ることがイコール健康な身体を維持することにもつながります。悪い睡眠は健康を害するのはもちろんですが、場合によっては命に関わることもあるので大変です。そのひとつに「無呼吸症候群」などがあります。気道をふさぎ、無呼吸状態を引き起こし、無呼吸を何度も繰り返すと血液中の酸素濃度が下がることになり、血流に大きな影響を与えてしまいます。そのため、脳や心臓に負担がかかり、脳梗塞など命にかかわることになってしまうのです。

最近になり、快適な睡眠を得るために「超音波」との関係が注目を集めています。

東京・新宿にある若松河田クリニックの松岡瑠美子院長はフタワソニックの新たな可能性とその追求に協力している一人です。まずはご自身のツボに当てて試したところ、一ヵ月で愛用していた眼鏡式拡大鏡が不要になるほど視力が回復。このとき東洋医学に精通している松岡先生は、閉じたまぶたに直接当てる従来の投射法ではなく、目の上（眉付近）にある経絡に当ててみたそうです。

「すると視力回復とともに偏頭痛も軽くなりました。次に腫瘍があるお腹にも約四〇分ほど当ててみたところ、にわかに胃腸の働きが活発になるなど、一定の効果が認められました」

これらの効果はフタワソニックの発する超音波が血流を促進すると同時に、経絡に的確な刺激を与えているためではないかと松岡先生は推察しています。そして「血流促進によって不眠症の改善に有効ではないか」と考えたのです。

松岡先生の統合医療が目指す「百歳になっても元気でいられるからだ」であるためには、不眠症対策は重要な課題となっています。若松河田クリニックに併設する、NPO法人イムクルスの健康相談センターでは、定期的にフタワソニックの体験会が実施されています。

ここではフタワソニックから発せられる縦波の超音波を両目に当て、脳の深部にまで超音波の刺激が同調した後にツボ（風府や風池）にも当て、脳のリラックス状態を得ることで深い眠りの促進効果が得られる、という超音波の特徴および有効性などを実証する試みです。

日本の国民病ともいわれる不眠症。その切り札として超音波治療器『フタワソニック』の応用投射メソッドが活躍する日がくるかもしれません。

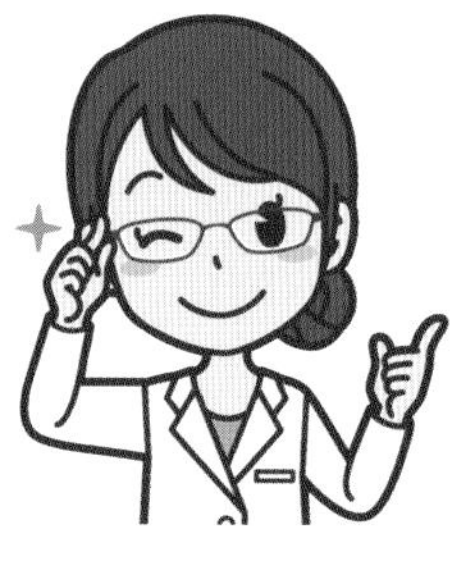

快適な睡眠　　**超音波**

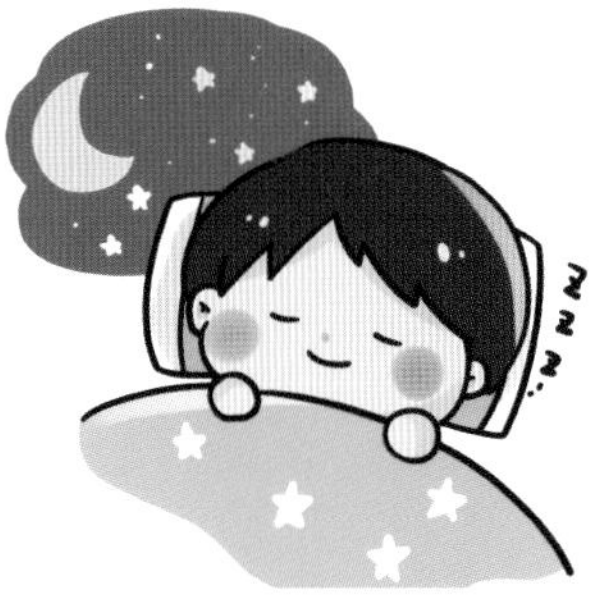

密接な関係

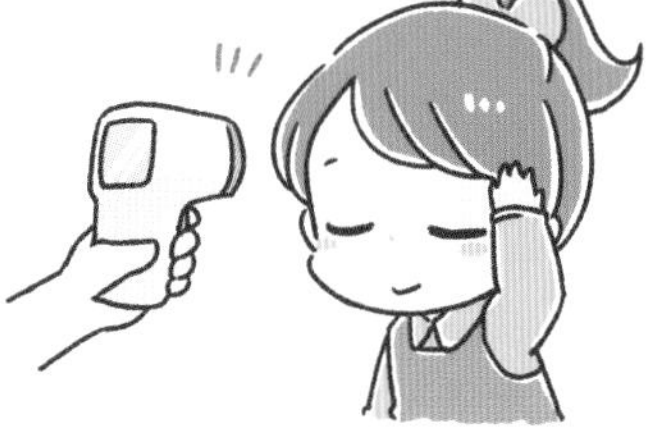

超音波は偏頭痛の改善や胃腸の働きが活発になる
という効果もあるとの報告があります！

視力回復

偏頭痛の改善

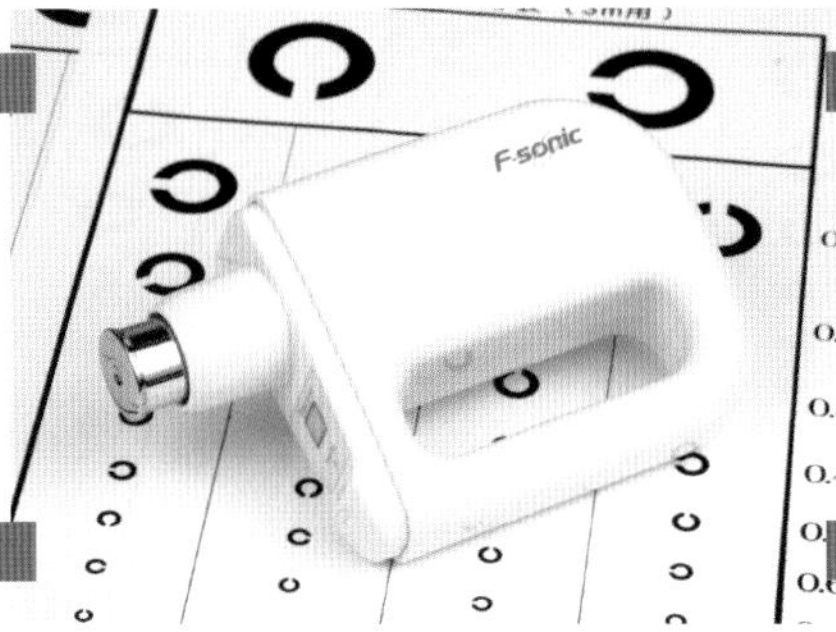

快適な睡眠

胃腸の働きが活発

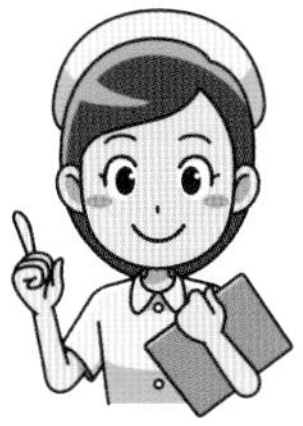

超音波は血流を促進させる

超音波は経絡に的確な刺激を与える

フタワソニックの期待が広がっていく！

POINT!

睡眠のメカニズムを知ることは、快適な睡眠を得るために重要です！

知ってトクする眼の常識Q&A ⑤

OA病の症状とはどんなものでしょうか？

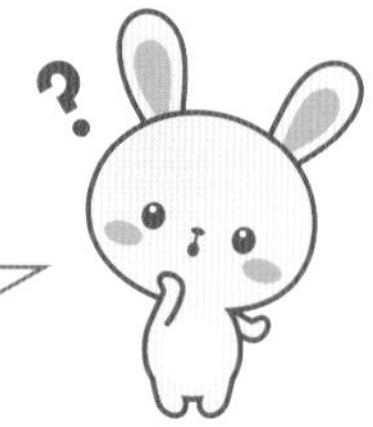

ＯＡ機器が、眼に与える悪影響は、
①眼精疲労を招く　②近視になりやすい
③眼の充血・肩こり・頭痛・吐き気を伴う
④視野が狭くなる　⑤光に対する感覚が鈍る
⑥軸性近視を招く　⑦食欲不振・睡眠不足・運動不足を招きやすい…などです。

以上のような症状が現れたら、まずＯＡ病を疑ってみることです。症状の出方によっては、まったく別の重大な病気も考えられますから、専門医の診察を受けることをおすすめします。

とくに①の眼精疲労は、調節性眼精疲労（屈折異常／調節衰弱／調節麻痺）、筋性眼精疲労、症候性眼精疲労、神経性眼精疲労、不等像性眼精疲労といった種類に分けられ、視神経の疲れを主体とした神経性のものであるとされています。

ひと口にＯＡ病といっても、神経衰弱やヒステリーといったひどい症状を引き起こす場合があるので、十分注意をしなくてはいけません。

また最近では、ＶＤＴ（ビジュアル・ディスプレイ・ターミナル）の作業をしている人たちの視力低下が広く知られるようになり、ＯＡルームの壁紙の色や、照明を工夫する企業も少しずつ増えてはきたようです。しかし、仕事をしているのはやはり自分自身です。自分の体を人任せにせず、「自分の眼は自分で守る」という強い気構えが必要と思われます。

また、ＯＡ機器に携わっている人は、作業の合間に適度の休憩も必要です。コンピュータの作業では途中で時間通り区切ることは難しいでしょうが、**一回の作業時間は約30分以内として、次の作業に入るまでは最低10分は休むようにしましょう。**画面を見続けている時間が短いほうが、眼にかかる負担は少なくてすみます。

ＯＡ病の兆候がある人もない人も、自分自身で十分な健康管理を行い、視力低下から眼を守るように心がけてください。

人間は眼からさまざまな情報を得ています。人間にとって非常に重要な器官である眼の知識が少ない人は結構多いものです。

エピローグ

フタワソニックの驚異の効能

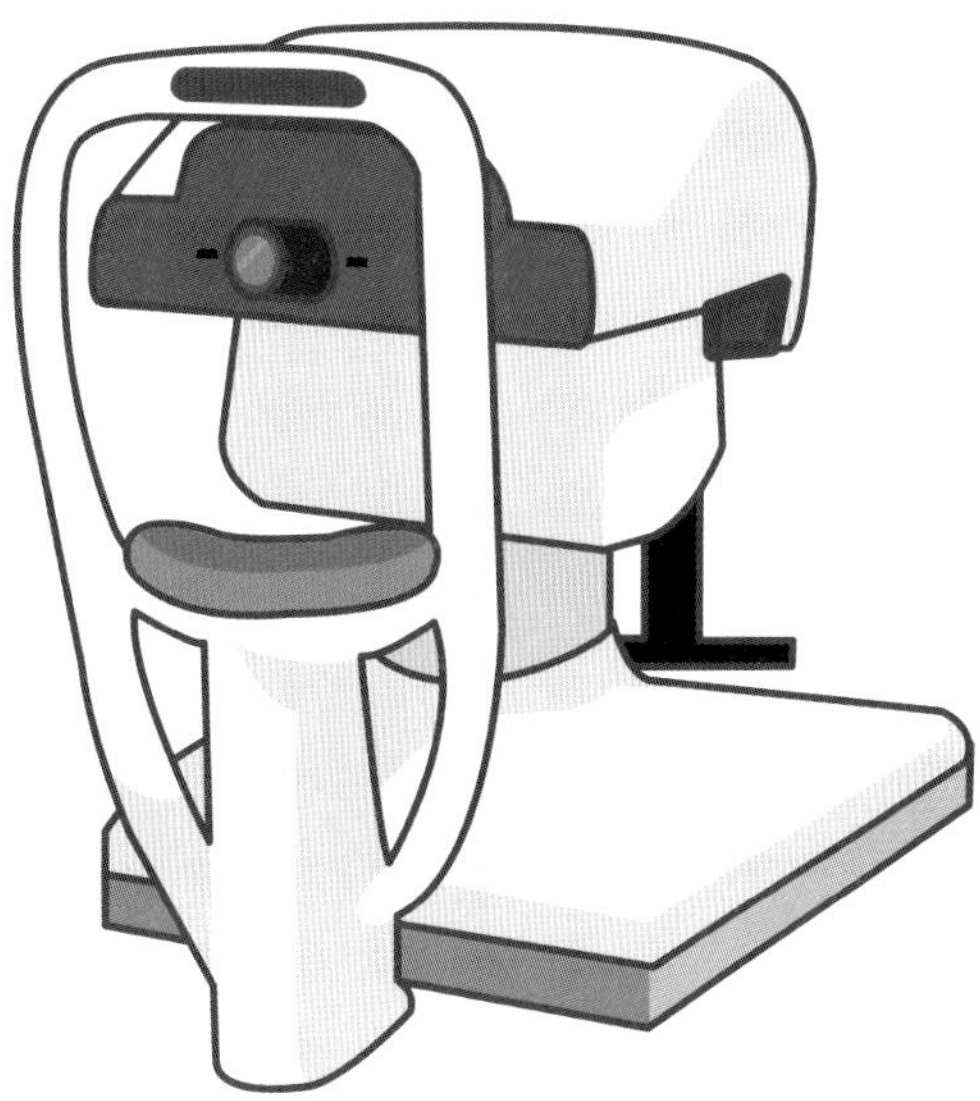

31 「フタワソニック」を使用した人に驚くほどの効果が現われています！

子どもはメガネをかけたくない！

子どもの視力が低下すると、すぐにメガネをかけさせたがる親は大勢います。しかし、好んでメガネをかけたがる子どもはあまりいません。大人はこの現実をもっとしっかりと認識しなくてはならないでしょう。親にしてみれば、「子どもの視力低下はイコール学業に支障をきたす」ということで心配になり、とにもかくにも遺伝だからとメガネを考えがちです。

眼のトレーニングで視力回復が可能であることを知っている人は別ですが、ほとんどの人がその方法論を知らないために、「メガネしかない」という結論に至ってしまうようです。こうして知らず知らずのうちに「視力が下がったらメガネをかけなくてはいけない」とか「メガネをかけてしまったらあとは安心だ」といった間違った知識を、無知な大人が子どもに植えつけているケースが多いものです。悲しいケースですが、こうして取り返しのつかないレベルまで視力を落としてしまう人も少なくないのです。

大人が眼に対して正しい知識を持って子どもに対することができたら、子どもの視力が悪化させるのを避けることも可能なのです。ちょっとした選択ミスで、一生メガネやコンタクトレンズのお世話になるようになってしまったら、子どもがかわいそうではありませんか。

子どもにとってメガネは、大人では理解できないほど、かなりの精神的な負担につながっていることを知っておいてください。

メガネをかけはじめるのが低学年であればあるほどその精神的な負担は大きく、「友だちにからかわれて恥ずかしかった」と答えている子どもは、実に全体の八〇％にも及びます。また、メガネをかけたことによって自分の性格が変わったかという質問には、約半数の子どもが「消極的になった」「暗くなった」と答えているデータもあるのです。

子どもの立場になって、なんとかメガネをかけないで済むようにならないものでしょうか。その福音となったのが。超音波による近視の治療器『フタワソニック』なのです。

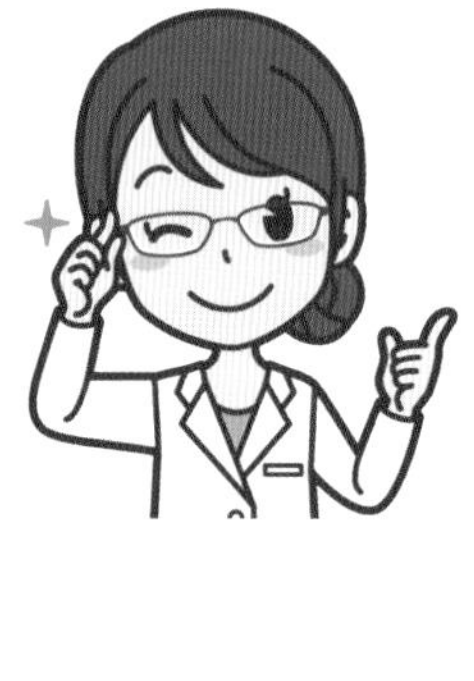

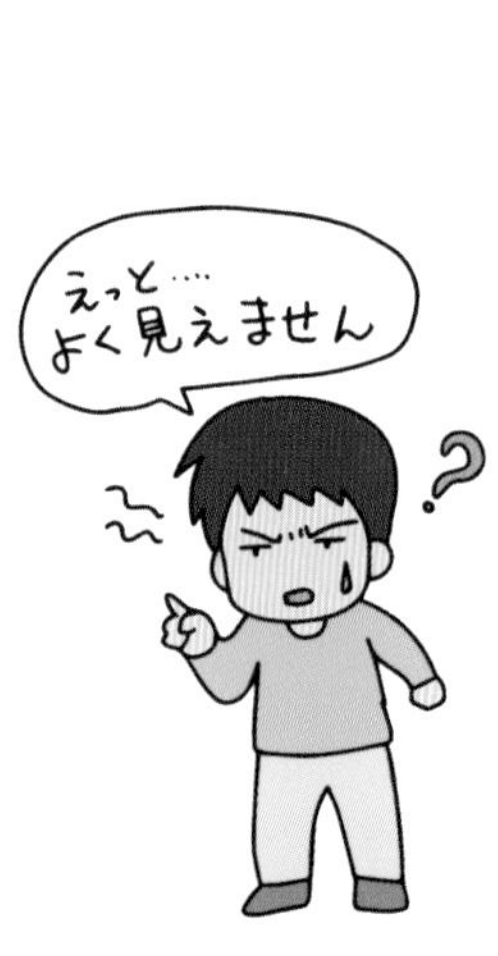

メガネが不要になる日まで

九歳の子どもの例です。眼が悪くなったのは三年生の二学期ころです。視力はもともと両目ともに一・二あったのですが、最近黒板の字が見えづらいと視力を測り直したところ両目ともに〇・五。三ヵ月もしないうちに視力はさらに下がり〇・二まで下がってしまいました。そんなときにフタワソニックと出会い毎日約10分、投射を続けたところ、一年もたたないうちに両目ともに視力が一・〇まで回復したというのです。なんとかメガネをかけずに今では生活しているとの喜びの報告を受けました。

眼が悪い人がメガネをかけたとき、「世界が変わったようだ」ということがよく聞かれますが、ある高校生はフタワソニックを使用してから世界が変わったと言っていました。彼は以前までは日常生活、つまり毎日の過ごし方を意識したことがありませんでした。ところがフタワソニックと出会い、それを使用するようになり、生活習慣やものの考え方が少しずつ変わり、規則正しい生活を送るとともに、食生活にも気を配るようにしました。とくに眼をいたわっているかどうかの〝6S〟には十分に注意しました。視力も徐々に回復し、学校の勉強にも集中できるようになるにつれ、心にもゆとりができたとのことです。

大人にももちろん効果はあります！

フタワソニックの効果は子どもだけではありません。成人した大人からも、驚くような効果があったという報告を得ています。

中学生の頃からメガネをかけ、二十歳のときに就職。仕事はコンピューを扱う仕事だったため、毎日眼が疲れる日々でした。メガネの度もすぐ合わなくなり、何度目かの買い替えのとき、フタワソニックを半信半疑で試したところ、驚くような効果があり、投射をするたびに少しずつ変化があることがわかったといいます。右目が〇・〇八、左目が〇・一の視力だったものが両目ともに〇・九に回復し、メガネも必要なくなり、また眼の疲れの症状もなくなったとのことです。

この例のように、大人になってからも大きな効果をフタワソニックは得ることが可能なのです。

自分でも気がつかないうちに視力が下がってしまったという人が、私のまわりにもたくさんいます。ひどい人になると、近視でメガネをかけていても、自分の眼に乱視や遠視が入っていることさえ気がつかない人もいるほどです。

人間は朝起きてから夜寝るまで、実に多くの情報を眼から感じていますが、肝心の眼については、しっかりとしたことを理解している人はあまりいません。自分にとって、いちばん大切な器官であるにもかかわらず、ちゃんとした認識を持たずに毎日の生活を送っているのです。自分の眼と向き合うことは、あらゆる病気の早期発見にもつながります。いち早く自分の体の変化に気づくことで、大病を未然に防ぐことも可能なのです。

自分自身の手で自分の眼や体を悪化させてしまう前に、早期発見法と予防法を知り、その知識をあなたの人生に役立ててください。

おわりに

健康な眼に回復させることは可能です

最近になり、ようやく「近視や老眼には眼のトレーニングが有効である」と証明され提唱されつつありますが、欧米では、1930年代には既に眼科とは別の「視力眼科」と呼ばれる医療制度が発足し、検眼医の指導のもと視力回復の総合トレーニングが行われております。

このように「視力が落ちたら、視力眼科で眼のトレーニングを積極的に行う」という欧米人に対し、日本人の多くはいまだに「視力が落ちたら、絶対にメガネをかけなければならない」「メガネをかければ大丈夫」と信じているのです。また一方では、「視力が悪いのは遺伝であり、治らないもの」とあきらめている人が多いのも事実です。

本文でも紹介しましたが、視力が低下する原因の95％は、後天的要因です。遺伝によるものは5％にもおよびません。視力低下を早期に発見し、積極的に眼のトレーニングを積むことで、近視・老眼はもちろんのこと、遠視・乱視・斜視でも視力を回復させたり、視力低下を遅延させることは可能です。

本書で紹介している、50年の歴史と50万台以上の販売実績のある超音波治療器「フタワソニック」（厚生労働省認可）は、超音波によるマイクロマッサージによって、人間の持つ自然治癒力をうまく引き出してくれます。

毛細血管が集まっている眼球細胞は、もともと血流が悪くなりやすい部位です。日頃から眼を酷使して毛細血管の老化が重なると、眼の血流は慢性的に淀んでしまい、網膜・水晶体・毛様体筋などに酸素が十分届けられなくなり、眼球組織がいわば酸欠状態に陥ることになります。視神経の働きまで鈍ると考えられています。その結果、近視が進むだけでなく眼の老化現象である老眼や白内障も深刻化してしまいます。

眼と密接な関係にある脳の研究が進むにつれて、微弱な刺激による超音波療法の応用や効用に大いに期待ができます。

早稲田大学　名誉教授　並木秀男

●左右の目に毎日10分のアイケア！

『超音波視力回復器』

基本の使い方

※ACアダプターの電源により、 安定した縦波の超音波が発振されます

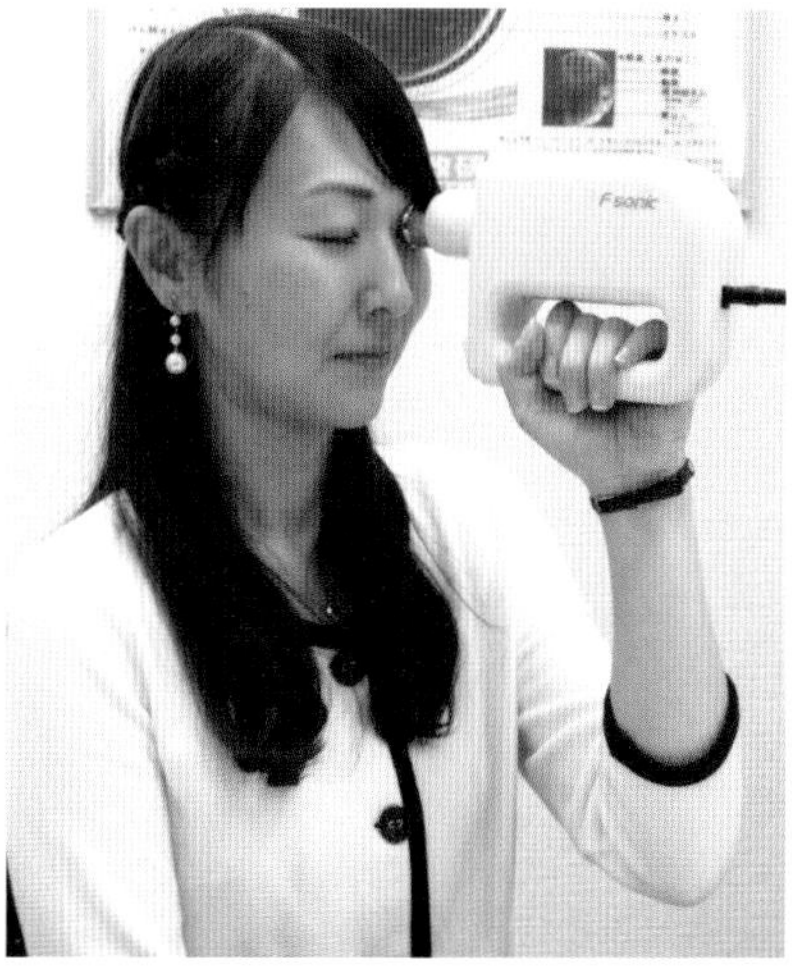
超音波を投射する金属面をまぶたにぴったり密着させれば満点効果！

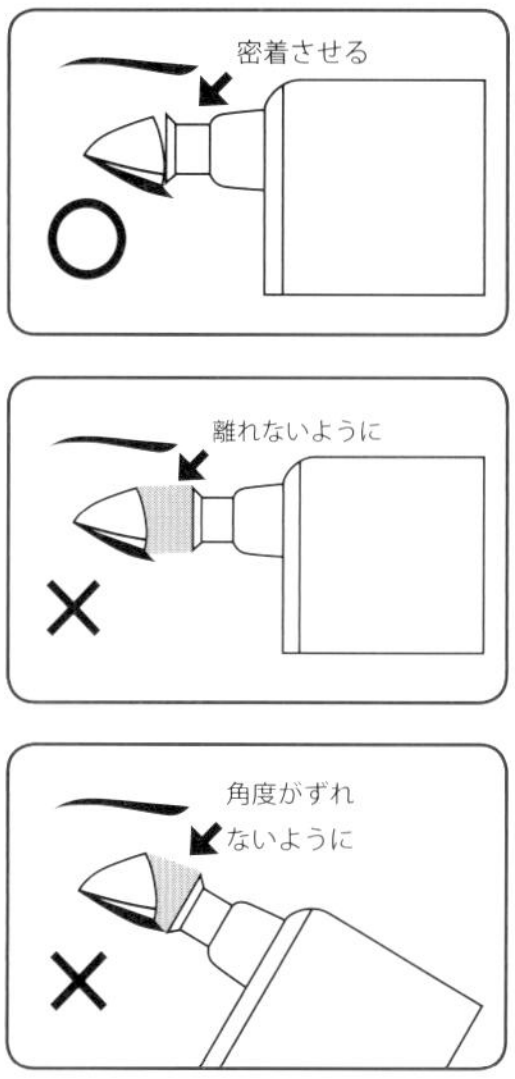

使用の準備姿勢

椅子に座って両目を軽く閉じて、片方のまぶたの上に、治療器の突端の金属面（導子）を直接当てます。押しつけるのではなく、軽く密着させる程度でかまいません。金属面がまぶたから離れたり、角度がずれないように正面から当てましょう。

※金属面がまぶたから離れると、超音波は眼球の深層部まで届きません

超音波の投射のやり方

電源のスイッチを押すと、金属面から超音波が発振されます。圧迫感や熱などは感じられません。10分間で超音波の発振は自動的に終了（タイマー式）します。

使用のペースについて

超音波視力回復器は１日１回、左右の目に10分ずつ当てます。朝・昼・晩お好きな時間に投射してかまいません。

投射後に、眼筋の体操等を行うと相乗効果が高まります。目の周辺にある、視力回復に役立つツボに当てるのも効果的でしょう。

毎日１回の超音波の投射を、１カ月間行って１クールとします。多くの人がこのころには明らかな視力回復を実感しています。その後は超音波の投射を週２～３回にしても、視力は維持・改善されていくでしょう。

●視力回復に役立つ主なツボ

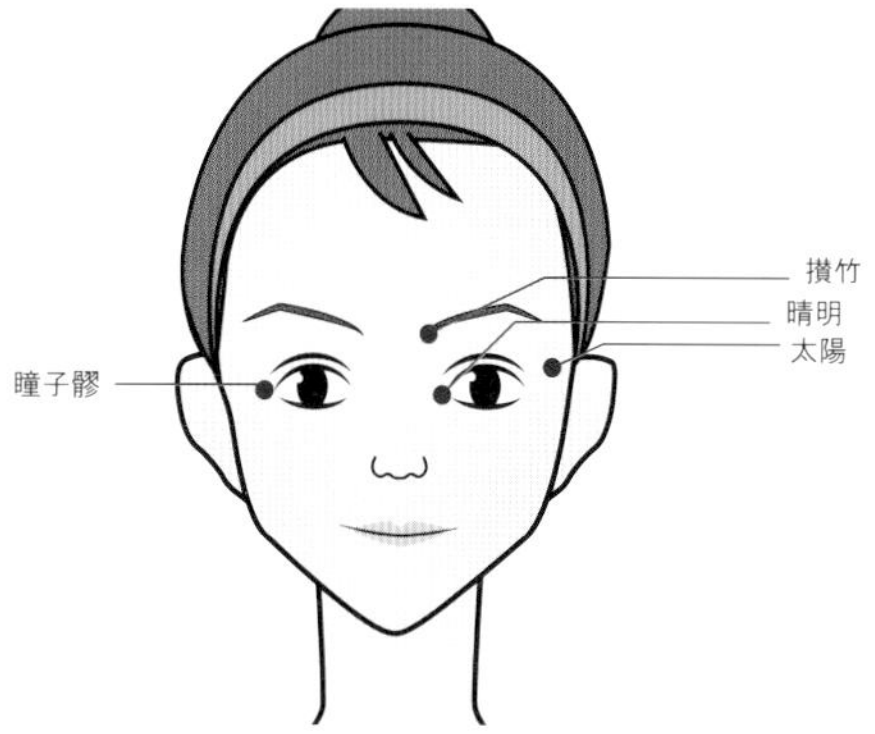

太陽（たいよう）……目尻と眉尻の間。親指の幅分外側にあるくぼみ

攅竹（さんちく）……眉毛の内側にあるくぼみ

晴明（せいめい）……眼頭と鼻の根元の中間にあるくぼみ

瞳子髎（どうしりょう）……目尻の外側から親指の幅1/2本分のところにあるくぼみ

※すべてのツボが顔の左右にあります

【監修者紹介】
田井千津子（たのい・ちづこ）
千葉大学医学部卒。
千葉県 花見川区にある田井小児科・眼科・心療内科 院長。
田井アレルギー科・耳鼻咽喉科 副所長（夫・田井宜光医学博士が所長）。

超音波マッサージで
近視・老眼はズバリなおせる！

2021年６月30日　第１版第１刷発行

監修者　田井千津子
発行者　関根文範
発行所　青娥書房
東京都千代田区神田神保町2-10-27
tel.03-3264-2023/fax.03-3264-2024
印刷製本　株式会社公栄社

Printed in Japan
ISBN978-4-7906-0384-9 C0077